U0144677

許詠昌——著

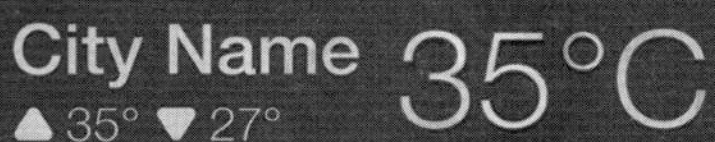

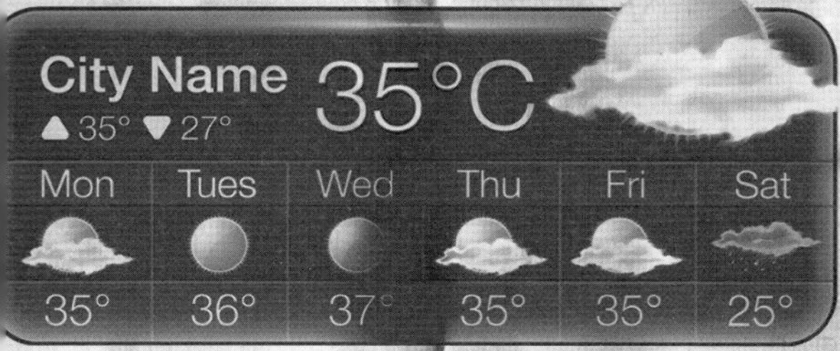

中暑 讓你小病變大病

HEATSTROKE 032

TOO HOT!

神秘民俗療法不神秘！

頭暈、肩頸酸、視力模糊、腹瀉……你得了什麼病？懷疑自己有躁鬱症、憂鬱症？覺得自己有幻覺、幻聽？許多西醫查不出、X光照不出的……氣溫年年高攀，中暑機率破表，快學會……和頭暈腦脹說bye bye！

刮痧的實際操作

……的「總手法」就是指固定一律的……法。這套手法可謂是刮痧的標準起勢，就算施術者不太清楚患者切確中暑症狀，但只要能夠完成這套基本「總手法」，那麼不管是什麼樣……

中暑的症狀表現

……《醫宗金鑑》的《溫病條辨》一書，即可看到其明確的……

中暑的原理及成因

當體內的溫度上昇時，……下降，也就是說血液中……氧的結合度會隨著……，血中的二氧化碳……溫度的上升而增加……成反比……

除了氣候的高溫與食物的自然代謝熱之外，還有一種東西能對人體產生增溫的作用，那就是激素或是刺激物。不論是辛辣的食品、揮發度高的……或是內分泌類的激素，都屬於能……

品，或是……如酒類、辛辣之物……上現代人標準的……，散熱的管道就由……

……，在最多狀況下，……但有時在一些沼澤溼地……。在古時候，這就稱之為山嵐瘴氣……

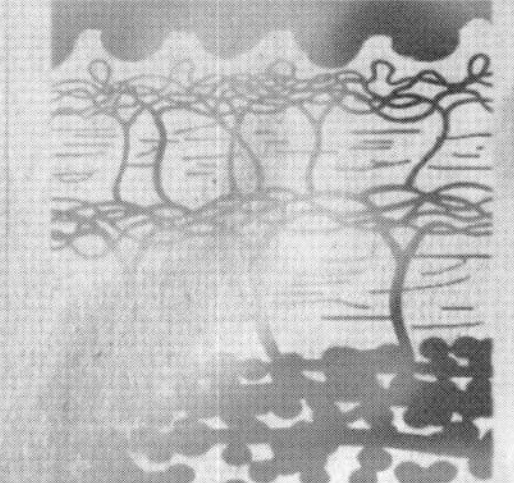

康生活032 中暑 2012年8月 初版一刷

自序

「網咖」（即網路咖啡的簡稱），我想大家對於這個名詞都耳熟能詳，但是當初可能沒有人會想到，將這兩樣看似毫無關聯的東西結合起來，竟能夠成為目前國內外均極為盛行的一種娛樂行業。另外，記得當初我們的大學教授說過一個例子，有一位歷史學家，他因為某個機緣而對「物理學」產生了興趣，所以就想到運用本身「歷史學」的眼光來研究物理，後來竟然也因此讓他得到了諾貝爾物理獎的殊榮！而「歷史」與「物理」這兩個元素之間，也和「網路」與「咖啡」一樣，看似毫無任何關聯性，但「結合後」竟然也會激盪出如此不凡的火花來……。

這就像我們化學裡的「鹽橋實驗」般，只要把兩種不同的離子溶液之間給架上一座鹽橋，它們之間就會有「電流」的產生，而這座「鹽橋」就是我所謂的「關聯性」。

其實世界上的事情本來即是一體，「分門別類」只是人類方便歸納整理的方法而已，但也因為如此，讓我們以為這些不同科別的事物之間是沒有關係的。其實在自然界裡，有很多風馬牛不相及的東西都有他們的祕密管道在維繫著。

眼睛看不到聲音、耳朵看不到顏色、「秤」量不到「長度」、「尺」測不到「重量」，這都是因為沒有找到「對的」測量管道而已，但並不代表它們之間沒有關聯性。

而人的慣性與既有觀念，也常常會形成找不到「關聯性鹽橋」的一種障礙。因為大家習慣去這麼想、這麼用、這麼講，久而久之就會形成一股堅不可破的「道統」和「定律」，有的時候，甚至會努力排外來維持自己「安全世界裡的慣性」。

「中醫」是如此，「西醫」也是如此，「民俗療法」亦是如此。有時候中醫指責西醫的醫療副作用過大，西醫也指責中醫缺乏科學理論，而「民俗療法」就更是上不了檯面，只能在私底下默默地努力。但是，難道它們之間真的毫無任何的關聯性？不，照我看來，它們之間不但關係密切，而且幾乎可以說是同樣一件事。

有人說：「每個人生來都有一件任務和使命。」我也曾認真地想過我的使命到底是什麼？我的學生生涯曾經在某大學的化學系中待了四年，這讓我學習到科學實事求是的嚴謹和實驗精神，但我後來卻因為耐不住實驗室中整天瓶瓶罐罐的生活型態，而選擇了不再繼續升學。我也曾經因為對中醫產生興趣而讀了近十年的醫書（包括西方生理學），由此我學習到中醫對整體性考量的判病優勢和用藥邏輯，但我同時也因為中醫的文學性過高、理論較缺乏科學性而心生疑惑，以致於無法真心背誦以應考，所以考了幾次特考也終是無功而返。我也曾因為當過某大西藥廠的業代而受過長期的西藥培訓，以便在與診所或醫院的醫師談論用藥理論時，不至於手足無措，無法接話，但最後發現口才也並非我的擅長，所以我後來就決定離開了這個行業。到了最後，卻是因緣巧合，回到了我們的家傳事業中（民俗療法）來繼續做研究和執業，至今算來也已過了十數年的時間了。

如果，人的一切過程都是有意義的話，那麼，我曾學習過的東西，包括東、西方醫學以及民俗療法之間就一定有其重要的關聯性存在。有了這個想法之後，我就一直在找尋這些東西相互間的祕密通道。不過說穿了，所謂的祕密通道，其實就是把它們三者拿來相互印證、歸納和統一，以找出「不同說法但事實上是同一件事」的例子和道理罷了。如今，終於有所小成，這本書的成形就是敝人把民間傳統的「中暑」及「刮痧」，以令人容易接受的科學、西方醫學觀點來作解釋和闡述，希望能夠讓世人對於一直模糊不清的暑症及刮痧手法，能有更清晰的認知和了解！

當初無法繼續升學、無法考取中醫師執照、無法當個稱職的藥品業代來謀生，以及現在辛苦繁忙的家傳事業，這些我以往認為是毫無意義的事情，如今才終於讓我恍然大悟，原來我真正的任務和使命，就是去當一個不同領域間「造橋者」的工作，而過去的經歷並不只是單純的走錯路而已。往後，我希望能把我過去所發現的「拼圖」給逐一地拼湊起來，看看將來能夠呈現出怎麼樣的一幅光景！

許詠昌

目錄 Contents

目錄 Contents

——神秘民俗療法不神秘

前言

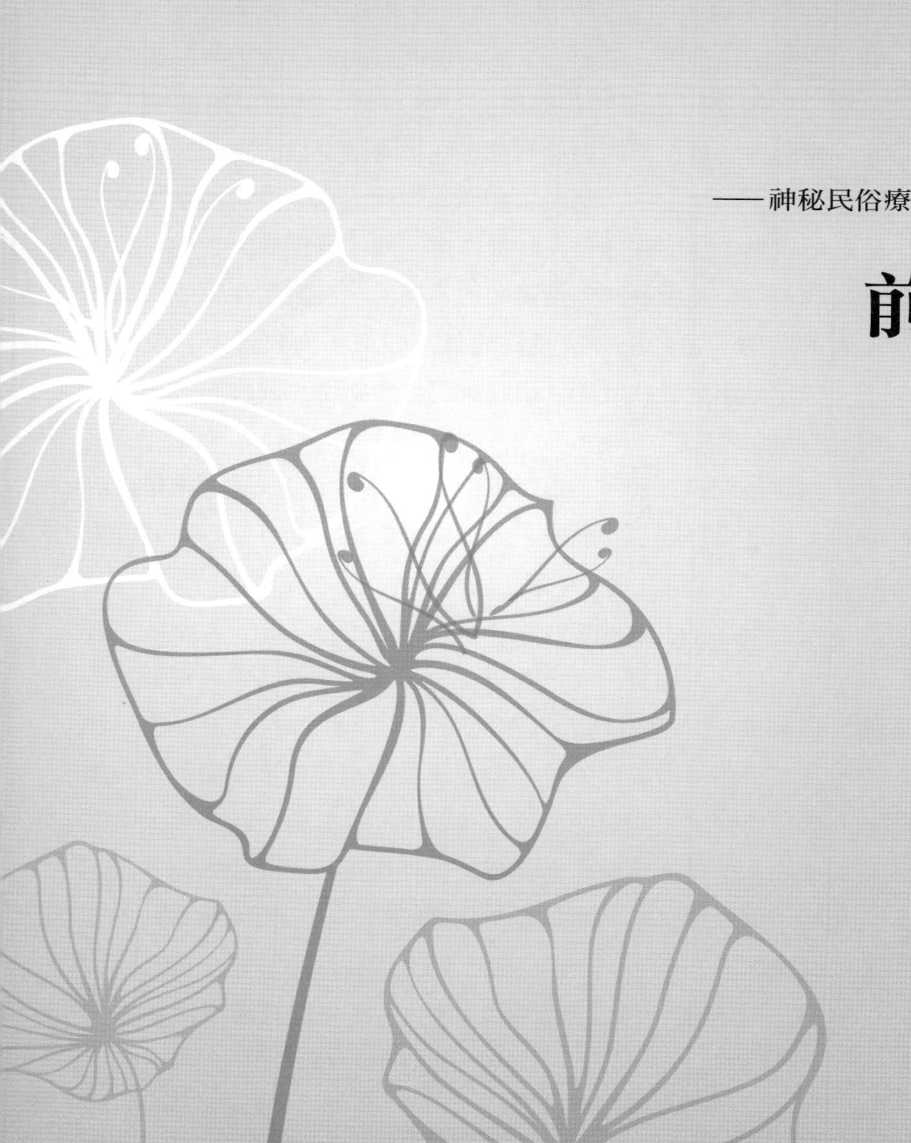

記憶中的中暑症狀

在我記憶中的夏天，時常有一個景像，就是看到有人光著背，一臉困頓地坐在板凳上，然後這個人的背後就會有一個阿嬤拿著瓷製湯匙，在他的背部澆上一些米酒，就這麼給他刮了起來，當時的我實在不明白這到底是在做啥？奇怪的是，隨著阿嬤這麼一板一板地上下刮動後，那個人的背上竟然很快地就浮現出鮮紅的斑點，這就好像是在背上作畫一般，既怪異又有趣。而那個人的表情則是由呆滯到逐漸知道「痛」，最後刮完整個人呈現放鬆的狀態，並呼出一口長長的氣，好似「大赦天下」般的樣子。雖然身體還是軟軟的，但眼神已經重新聚焦回神，不再如之前般的困厄呆滯了。

我事後問長輩們：「這是怎麼一回事呀？」長輩們總是告訴我說：「這是得到了『睏蛇』。」或稱之為「睏痧」，有的就直呼為「中痧」，也就是「中暑」的意思。

當然除了有用刮的方式，亦有人是用「手法」去捏按「痧筋」來治療。例如有一次，我哥哥也是中暑，就有大人幫他在背後「抓痧筋」，只看到大人在他背後的肩胛內側一帶捏出一條筋，我哥哥痛得擠眉弄眼、額頭淌汗，但是事後卻奇蹟似地，讓他的暑症得到了很明顯的改善。我當時充滿好奇，吵著要大人幫我抓痧筋，但是大人總是在我背後作勢摸摸後，揶揄地對我說：「唉喲，你太胖了啦，所以抓不到痧筋……」，氣得我不知道要怎麼反應才好！

有一次，在一個悶熱無風的下午，我突然覺得很睏，眼皮又澀又重，四肢覺得無力，我心想，索性就給他來個午睡好了。但是不知為什麼，我在睡夢中明明很清楚地聽到我媽媽走動的聲音，但偏偏又無力自己醒來，就這麼昏昏沉沉的，直到我被大人發現不對勁為止。由於我一直持續昏睡，就連叫我吃飯也沒啥反應（平常吃飯時間，我總是第一個在飯桌前坐定的人），大人才知道我真的有點問題……。

那一次是我這輩子首次中暑的經驗，但當時被誤認為發燒，因為我那時候的體溫真的偏高，同時又有「惡寒」的現象出現，所以記得是以吊點滴來處理，印象中吊完點滴是有比較舒服，但沒兩天就又開始變得困頓沒精神。那一次大人就在我的背後抓痧筋，而且事實證明我真的太胖，抓不到，所以後來就用一塊錢（當時的一塊錢還很大一個，類似現在的十元大小），沾著米酒，在我背後刮了起來，我記得當時也和哥哥一樣痛得哇哇大叫，但隨之背後就感覺到陣陣的烘熱在快速流動，接著呼了一口長長的氣後，就恢復原來精神奕奕的狀態。

之後，我又遇到一個例子，算是在「中暑」之中，屬於較為重症的。我有一個小表妹，有次也是昏睡不醒，成天就像中邪般不說一句話，而且食慾極差，大便呈現如羊屎般的顆粒狀。當時經過臺北各大醫院的診療，最後院方決定要幫她抽骨髓（這是什麼診療方式，我到現在還是不懂！好像被判定為腦膜炎、脊髓炎之類的症狀），幸好在入院的前一天，遇到了懂得刮痧的人，最後也是利用刮痧手法，治癒了小表妹的這種怪症狀，那一次看到小表妹背後的痧痕，幾乎呈現近黑的色澤，讓人望而生畏，直至現在還讓人印象深刻。

傳統民俗療法

說到中國民間的傳統療法，往往給人兩種不同的觀感。對於相信且有受過民俗療法嘉惠過的人，就會覺得這是一種很「神奇」的療法……；而不相信民俗療法「這種玩意」的科學派和醫學系的科班派，則會斜眼鄙視兼嗤之以鼻。不過，我覺得這兩種情形都不是我所喜歡看到的。

首先，不管任何事，我們之所以會用到「相信」或「不相信」這些字眼，正代表著這件事沒有任何的「定論和依據」可讓人有所憑藉，故會為人所不了解和隨意猜測，這就像無形的鬼神一樣，令人信者恆信、不信者恆不信……。而民俗療法至今依然沒有任何的「醫學報告」可以作為根據，所以直到現在為止還是一直讓人們所詬病。

雖說「東方醫學」一直有其「神奇之處」，但是我覺得「醫學」若帶有「神奇」這二個字，其實是很糟糕的一件事情！因為那就代表在這一個區塊，的確存在著讓人搞不清楚的地方。比如，古代的東方醫學在當時並不受人重視，常和一些「相命、丹青、書生、琴棋、僧、道、尼」等方面的事物同列為「九流之屬」，所以很多江湖術士除了學習畫符驅邪之外，也還兼學一些醫術來幫人看病，因此由這些人所研發出來的醫學理論，往往都會帶有濃厚的「陰陽五行」學說，並以其為中心理論，直到現在為止，在中醫的理論中，依然還是以這些「陰、陽、木、火、土、金、水」為理論內容在替人診療。而這些所謂的「玄學」理論，就是讓現代許多崇尚科學的人士無法輕易接受的部分之一。

幸而中醫本身具有長時間經驗的累積，及歷代醫學名家整理過後的「臨床經典書籍」為準則，故雖仍然是以玄學為基礎，但依然還是有很好的「療效」出現，只是終究逃不了那一股「神奇」的色彩。因為當一個病人被治好了，但卻不知道是為什麼時，若不用「神奇」來形容，還真不知要說些什麼才較貼切，所以「東方醫學」在這方面的確有令人詬病之處，而至於傳統的「民俗療法」就更是如此。

因此，以西醫體系來看待「民俗療法」，那當然是乖乖不得了的事，醫者怎麼可以用「毫無根據」的治療方法，來幫病人診療呢？雖然有著心照不宣的療效存在。

西醫看民俗療法

我從事「民俗療法」的工作已有十數年的時間，在我們的行醫經歷中，時常會遇到患者跟我說：「肩部以上可不可以不要刮痧？因為我等一下要去醫院回診看報告，所以有點不方便……。」我就好奇地問：「為什麼會不方便？」患者說：「因為上次去醫院回診，我的主治醫師看到我頸部的痧痕，就一臉不屑地說：『唉喲！都什麼時代了，還會去「做那個」！』」「做那個」這三個字，頓時讓我覺得既訝異又不舒服，因為在這句話的語氣中，其實帶有很多輕蔑的感覺。

以前我在大學時代所讀的科系為「化學系」，成天不是研究學理嘛，就是泡在實驗室中做實驗，所以對於科學理論方面，我早就具有一定的基礎和熟悉度，因此現在當我的工作內容被視為一種「不科學」而又帶有「迷信成分」的把戲時，連我自己都感到非常地訝異和難過！

平常對於自家中（我們是家族傳承）所從事的「民俗療法」基礎原理，我以往就會利用課餘時間去研究它的實用性和基本理論，所以一直以來，我都認為「刮痧」手法，其實就是一種在「人體科學」、「生理學」及「物理學」上的實用表現，而它的基礎是極為科學的。所以當我聽到我們一直引以為傲的民俗療法實用技術，被當成一種「九流術式」般的看待後，我的心裡就下定決心，有朝一日，一定要想法子讓「民俗療法」能讓西醫體系所認同和接納。

科學的基石是「實驗」

記得我們以前的教授說過：「科學的基礎，在於『實驗』！」一套理論，不管看起來多麼有道理，多麼完美，只要實驗的結果不支持這個理論，這個理論就是沒有價值的，是必須被屏棄的！所以「實驗」是科學的基石。而「實驗」更是重於「理論」的！

某些少部分的人，因為對於某件事情的不了解，就任意對它下評論，甚至直接漠視和抹殺掉它的療效及成果，好維護自己流派的權威性，我認為這樣是短視且不夠客觀的，同時也對於自身的成長是有妨礙的。

無論何種精密技術的基本原理，它的「起點」必是在長時間的「實際操作」和「經驗累積」中逐步發現的，然後再以此塊重要的拼圖為根據，去追溯和證實它的「原始理論」，最後再回頭依此原理去發展更進一步的技術，遂成正宗，而「民俗療法」正是循著這股演化在努力邁進、逐漸成形。何其榮幸，我能置身於這條「非正統」的醫學道路上，且正在為「傳統療法」日後的成長茁壯提供一絲絲的雨露……。

曾經，我很想要進入正統的「醫學系」學習和進修，但是卻一直與之無緣。直到現在，我才覺得或許進不了醫學科班對我而言是有好處的。

因為，要是我一直很順利地，隨著正規的醫學教育來學習的話，的確，我可能會學到傳統醫學的優點；但是，我同時也會學習到傳統醫學的「盲點」。現在我發現，透過「民俗療法」這種非主流療法的經驗累積，往往能從不一樣的角度和觀點，來看待同樣的一件事情（醫學）。

從前達文西在學習繪畫的時候，起初，他的老師總是叫他學習畫雞蛋，達文西覺得奇怪，就問他的老師：「一顆蛋有什麼好畫的，為什麼要一直重複畫那麼多次呢？」他的老師說：「從不一樣的角度來看一顆蛋，它所呈現的光澤、明暗、紋路和透視都會不一樣！」

是的，「民俗療法」就是以不同的角度在看同一顆蛋。

不能因為暫時沒有「根據」，就漠視「事實」

我曾多次從西醫擁護者的口中聽過一句：「唉喲，哪有『中暑』這一回事，一點科學根據都沒有！」是的！在西方醫學之中，確實尚沒有「中暑症」的詳細紀錄和治療方式（中醫稱之為溫病），但是，沒記載並不代表沒有這回事，我倒覺得，就因為「中暑」沒有確實的「科學記載」，所以這是給我們國內的學者一個能去發掘和研究「新品種」的好機會。可惜國內部分學者，普遍存在著一個觀念，就是「國外」的醫學或是科學家所發表的論文或是期刊報告，才叫做「科學根據」，而在生活周遭若是有難以理解的病例或療法出現，就全部以「沒有根據」來一併推翻和打發，這其實是一種很自負且很駝鳥的心態，難道我們就不能用心地研究一下老祖宗的玩意兒？搞不好它不只是一種玩意兒呢！

當發現了「效果」，就能追溯「原因」

符水能安神

我曾經研究過，為什麼小孩子受到驚嚇之後，到一些「宮廟」去求符水喝，喝過後真的有比較不哭鬧的穩定現象出現？我發現，那不完全是因為「心理作用」而已。在中醫的藥典中有記載：「『硃砂』或是『石墨』，具有『寧心鎮靜』的功效」，這些物質以現代的研究指出，都含有重金屬的成分，而「重金屬」正是具有「穩定神經」的效果存在。所以當我們在符咒上寫下含有「硃砂」或是「石墨」的咒語後，再化於水中喝掉，的確會有「鎮定神經」的效果出現！當然，我並不鼓勵凡事都到廟裡求符水喝，因為依現代的報導指出，含有重金屬的物質雖然對人體具有鎮定的作用，但會對神經系統造成損害，舉這個例子只是用以幫助說明「凡事必有因」而已，但事實上還是不建議使用的。

艾草可避邪

每次我們到喪家或是墓地去祭拜時，都很忌諱帶小孩子一起同行，因為怕小孩子回來會「不乖」，若有時不得已帶小孩子去，回來也要馬上換掉衣服，並用「艾草」來洗澡，其實這背後也是有原因的。據研究，在墓地這種充滿潮溼和腐朽之處，容易滋生較大量的微生物，對於較敏感的小孩或是某些體質較弱（也可以被解釋成運途或氣場較弱）的人，會較易受到這些微生物的侵入而引起不適的情形，嚴重的甚至有「煞到」的狀況發生，最好的應變之道當然就是馬上盥洗和換上乾淨的衣服，另外，再加上以「艾草」來清洗身體。

「艾草」本身是一種揮發性極佳的植物，它可以揮發掉水分，破壞微生物內外所必需賴以維生的「含水環境」，故在傳統的觀念中，「艾草」是可以「殺菌」的，或者是，可以用來「辟邪」的。

其實只要是能夠驅散、搶奪掉細菌或者是微生物賴以生存的「水分」之物，就都具有殺菌和防腐的功用。比如具揮發性的酒精可以用來殺菌；把食物用鹽給醃漬起來（為了利用鹽的親水性來搶奪水分），就可以讓食物保存很久。還有學者專家曾研究過「牛樟芝」的功效，實驗報告指出它的殺菌效果十分良好。我曾經吃過一點點牛樟芝，雖說是一點點，但它含在口中時會感覺非常地「麻」，顯示它所具有的「揮發性」極強，故若用以帶走微生物內部的水分而來殺菌，我想的確是極有可能的。

做月子不能喝水

中國的婦女在產後坐月子期間，都會有一個慣例，就是不能喝到「水」，甚至是含有太多水分的食物也是不行的，所以坐月子餐都要以「酒」來調理，口渴想要喝水，也都要以「米酒」所煮成的「米酒水」來當成產婦的飲用水，像這種一代傳一代的「民俗習慣」到底是不是一種迷信呢？亦或者有它的道理存在？

當孕婦在生產前，因為腹內的胎兒把母體給「撐大了」，所以肌肉、組織層也相對會被拉長、拉鬆，而一旦胎兒脫離了母體，產婦的肌肉層會因此變得很鬆垮。此時我們身體的「水分」，會傾向於往「低壓」之處流動，也就是產婦正處於鬆垮的肌肉層。要知道，此時產婦的肌肉層猶如一個「大肉袋」，所以只要是喝入體內的水分，很容易就會脫離體循環系統而溢入肌肉層中，產後的婦女容易水腫就是因為這個緣故。如果水分不小心侵入到肌肉層中的「神經系統」時，也會有像「感冒」般的神經反應出現，如頭痛、肩頸四肢發痠、關節怕風怕冷，這就是俗稱的「月內風」。所以古人就會利用具有揮發性的酒類，來調理產婦的飲食，因為當水混合了酒精，就會增加水的揮發性，使之較易「散逸」，不易儲留，所以老祖先的這一招的確是合情合理的。

不過，一旦不知原因時，就容易發生「拘泥古禮」的現象，其實並非所有的產婦都適合這種傳統的「米酒餐」，因為酒類的東西會產生較多的「代謝熱」，所以對於剖腹產的產婦而言，是不適合接觸含酒的餐飲，因為這會促使傷口發炎，增加傷口感染的機率，有些產婦的體質原本就偏屬於「燥熱型」，就算沒有經過剖腹產的過程，但是只要用含酒的料理來補養，就容易有胸悶、頭暈、噁心、腹脹、心悸、睡臥不安等現象發生。所以產後若不適合接觸酒類的產婦，就一定要特別使用具有彈性的「綁帶」來纏繞已經鬆垮的肌肉，如此就能增加肌肉的緊張度，以防止水分的不當溢入，直到肌肉層回復彈性為止。

酸梅防暈車

當我們開車外出旅遊時，時常會帶著一包「酸梅」來預防「暈車」，我想這是大家都知道的。但是，吃顆酸梅就可以減輕或防止「暈車」的現象，這到底是什麼道理呢？原因很簡單，因為在暈車時，我們人體的「迷走神經」是受抑制的，而「迷走神經」正是管理「腸胃道蠕動」的神經路徑，當我們的腸胃不蠕動消化時，腸胃道就會有脹氣的現象產生，這些「氣體」將會壓迫「胃袋」而產生噁心欲嘔的感覺。當我們吃了「酸梅」，酸味可以刺激胃腸道釋放消化酶來加強「消化作用」，如此一來，脹氣便可以消除而能「止嘔」。對此，我曾做過以下的實驗。

以前我們開車出遊時，都是選在一大早就出門了，為了方便起見，總在路旁隨便找一家早餐店，直接買東西在車上吃。當然，剛開始心情是愉悅的，不過當我們吃完早點之後不久，就開始會有暈車的現象了，尤其是走山路的時候更是嚴重，而暈車的感覺往往就會把出遊的心情破壞殆盡。後來逐漸地，我察覺到了這個原理，就知道「早餐不要吃得太飽，或者甚至可以乾脆不要吃」，如此就不會有「脹氣暈車」的問題了。如果很餓，再吃幾口食物，只要保持不餓的狀態即可，這樣子就算是不靠「酸梅」來幫助消化，也不易有暈車的機會。

其實大家在出遊時，買一堆零食在車上隨時吃吃喝喝是常有的情形，但事實上，這正是造成暈車的最主要元兇，尤其現在便利商店裡的乾燥食品都含有很多難以消化的人工添加物，如此更容易增加「脹氣」的機率！

之後，我乾脆隨身帶著能夠消脹氣的「胃腸酵素」，來直接充當「暈車藥」，結果證明我是沒錯的，它的確有效，所以只要能處理「脹氣、消化不良」的問題，就不易有暈車的情形產生。如果不願吃藥的話，也可以用「脹氣藥膏」塗抹於肚臍周圍，以藥物的「揮發性」刺激腸胃蠕動來排出多餘的氣體，這樣也可以有效防止暈車的情況。

喝牛奶有助睡眠

記得有人說過：「如果上班的時間過長或是工作得太累，當天晚上反而會有不易入睡的情形出現，這個時候只要睡前給他喝一杯『熱牛奶』，就能夠幫助安然入睡。」我以前也遇過這種情形。記得有一陣子我的工作量較大，晚上睡覺時總是輾轉難眠，雖然覺得整個人又累又疲倦，但終究還是無法睡著，而愈是心急就愈難入睡，隔天當然是一副臉色慘綠、精神不濟的樣子。後來我就聽從這個小撇步，試著做做看，試了之後，結果發現真的有效！本來整個人覺得緊繃的身體，也漸漸變得放鬆而容易入眠。後來我覺得奇怪，故意喝其他種類的飲料，看看有沒有這種功效，結果發現只有牛奶的效果最佳。我之後也試著去研究其原理為何，畢竟「發現了效果，背後一定有其原因」。

我先向各位說明一個重要觀念，就是：「肌肉要能收縮和放鬆，就一定要有『能量ATP』和『鈣離子』才能辦到！」肌肉的收縮和放鬆需要有ATP提供能量，以及「肌漿質網狀結構」所提供的鈣離子，使肌肉纖維的「結構」改變才能造成收縮和放鬆。

我們總以為「放鬆」即是不要出力就好了！只要不出力就是放鬆了，事實上這是不對的。在我們工作後，肌肉收縮用力了一整天，最後肌纖維容易停留在彼此緊縮的狀態，此時不只能量消耗得差不多了，連「鈣離子」濃度也跟著下降，如此就無法令「肌肉纖維」放鬆伸長，以回復原有的長度和彈性。大家知道死人為什麼會變僵硬？就是因為沒有了能量和離子的運送，肌纖維才會保持不動而僵直。當我們因為太累、全身覺得緊繃而無法放鬆時，就會有一種心神不寧的感覺，如此將不容易入睡，換句話說，一個人要能夠睡得著，也要有「能力」去睡才行。

「牛奶」富有蛋白質和豐富的鈣質，剛好可以符合肌肉放鬆的必需條件，所以睡前半小時喝一小杯牛奶，的確有助於放鬆睡眠。若是有人對「奶製品」容易脹氣，那可以改為睡前服用「鈣片」來避開脹氣的可能性，因為中醫亦有云：「胃不和則臥不安」，如果胃不舒服也會令人難以入睡，所以為了不要有「拿東牆補西牆」的問題產生，乾脆就用「鈣片」來代替牛奶。

如果又有人說：「我有『結石』的家族遺傳怎麼辦？」那我就會建議吃可溶性的「檸檬酸鈣」來避免，或是睡前含個半片「人參」以增加能量，如此亦可幫助安眠。以上的各種措施我都曾一一親身實驗過，不過前提是要在「勞累」過度或是虛弱所引發的睡眠障礙才能成立，若是吃壞肚子、喝太多咖啡或是有精神官能症而導致失眠者，就不在使用範圍內。

其實我舉了這一些例子，其目的就是要說明每一種「有效動作」的背後，都具有一定的原理存在，只是看我們是不是有心去發掘和探索罷了。其實在臺灣民間像這種可以提供國人研究的珍貴資料還有很多，就端看我們是否要去重視而已。

很久以前，我們的老祖宗利用手邊有限的工具，在艱苦的環境中研究著如何能夠簡單、快速、有效地治療疾病，經過了長年累月的人體臨床實驗後，終於發現了許許多多的醫療實用法則及運用，但礙於當時的科技尚不發達，所以無法在這些「實用」的技術手法中，給予完善的「現代科學學理」來註解，這絕非古人之過，只是受限於當時的「科技未明」罷了。

所以我覺得，身為這些民俗療法的傳承者，不能一直等待「外國科學家」的研究報告來替這些傳統技術申冤和正名。就像人家都已經把火箭給射向太空了，我們還在直嚷著「火藥」是中國人發明的，這實在是於事無補吧！

中暑的原理及成因

── 熱從何來？氣候、情緒、飲食習慣

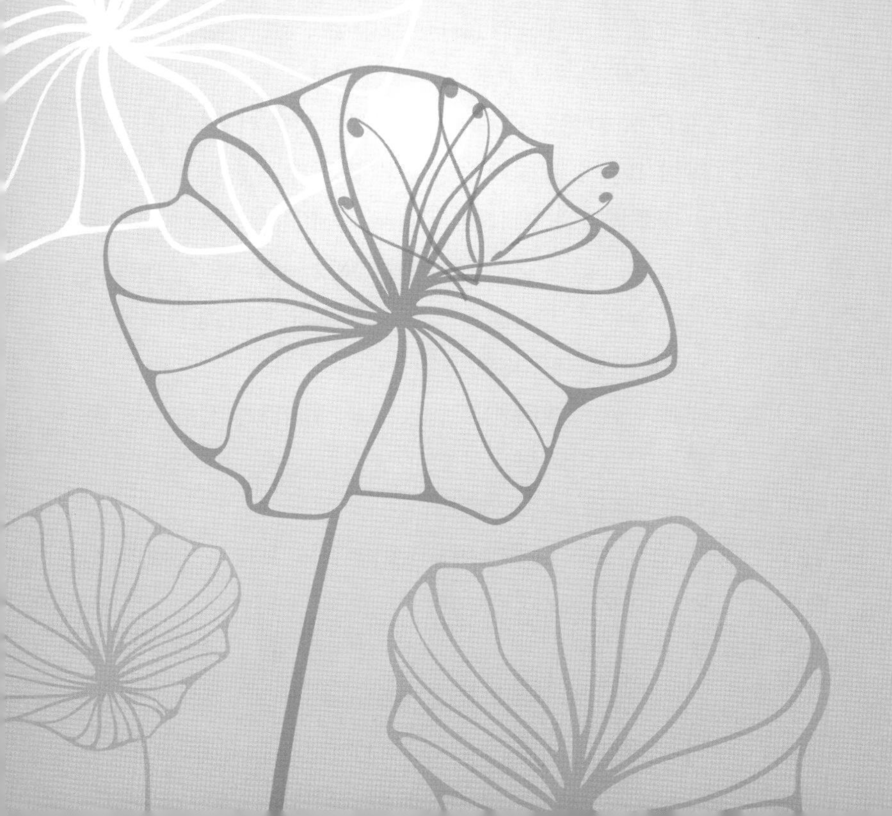

01 中暑的原理

——「中暑」就是「缺氧」，就是「體內的熱量無法散去」所衍生的疾病！

以下我所要描述的原理，都儘量避免用到「木、火、土、金、水」等字眼，以免走上回頭路，又為了讓西方醫學能清楚地認識中暑的原理和療法，在此我一律使用「西方生理學」的角度來作出解釋，以免再次遭到詬病。

那麼現在正式進入主題，到底什麼是中暑？其原理為何？

一言以蔽之，「中暑」＝「缺氧症」。

早年，我在研究中暑的原理時，一直都沒有什麼頭緒，在坊間及任何教科書中也沒有提及中暑的相關原理，直到有一天，我在研讀西方生理學時，其中談到「缺氧」的症狀，雖然它不是在講「中暑」的原理，但是它的描述著實讓我一驚，只看到書上寫著「缺氧的症狀會有昏迷、痙攣、噁心、嘔吐、精神不濟、暈眩、血壓上升，嚴重的會有休克的現象……。」

這個症狀描述不就是我時常跟病人提及的諸般中暑症狀表現嗎？難道「中暑」的真相即是「缺氧」？自此之後，我就開始倚著這塊重要的拼圖，繼續潛心地摸索下去。

在生理學上有記載，當體內的「溫度上昇」時，「氧合比率」會隨著下降，也就是說血液中的「紅血球」與「氧氣」的結合度會隨著體溫的上升而下降，血中的「二氧化碳」濃度卻反而會隨著溫度的上升而增加（溫度與血氧含量成反比，與二氧化碳成正比），如此一來血液中的二氧化碳將形成多個碳酸根離子，使得pH值下降，然後血液就會開始變得「更酸」，接著便會引發各類缺氧性的「酸中毒」症狀，這就是所謂的「中暑」。（以上省去了複雜的學理基礎描述，有興趣者，請自行查閱生理學的相關內容。）

故以此來看，「中暑」就是「體內的熱量無法散去」所衍生的一種疾病！簡單來講，人體內部的熱量因某種因素導致一直無法散去而開始不斷累積時，最後就一定會造成「血氧不足」的「缺氧」現象。

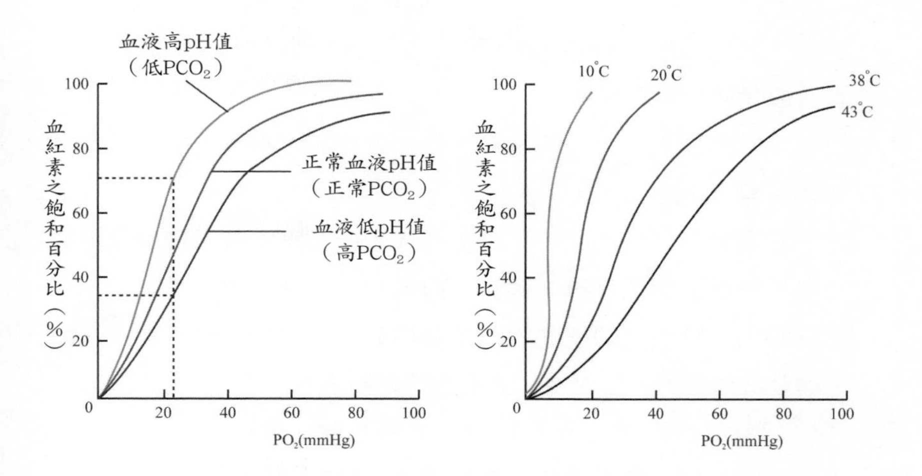

血紅素與氧結合的飽和度與溫度之關係圖

熱從何來？

要讓體內的溫度過高，造成「氧合比率」下降的缺氧現象，其關鍵就是要討論「熱能」這個東西。依據能量不滅定律，「熱能」並不會無中生有，必是由某因、某處而來。

外部環境的溫度

若環境的溫度「適中」，我們的體表會經由「輻射」與「對流」來散熱。簡言之，「輻射」就是熱量以紅外線的方式往外散出，而「對流」就是利用空氣為介質，讓較低的環境溫度與較高的體溫來做一個交換，如此便能自然降溫，以達到人體最適當的溫度。

所以，環境的溫度略低於人體的溫度最為適中，因為此時我們人體的溫度高於外在環境的溫度，所有散熱的條件對我們有益，故我們會覺得涼爽。

當然若環境溫度「過低」，我們就會用衣物覆蓋體表，來減少輻射與對流的程度以保溫。

但若是「環境的溫度」高於「人體的體溫」時，周遭環境的高溫也一樣會利用傳導、輻射、對流的方式對人體「加溫」，雖然此時「人體」也同樣在對外在環境散熱，但條件是不利的，故人體就會藉著「排汗機制」來主動帶走熱量！

如果氣候環境的高溫持續對人體加熱，同時又因為「某種因素」，使得人體對環境的散熱系統（輻射、傳導、對流、排汗散熱）功率低於環境對人體的增溫，人體就會持續累積熱能於體表，直至超過人體的可控制閾值而導致中暑！

內在食物的代謝熱

人體的細胞會利用食物所轉換而得的能量來做功，以行使各臟器應有的功能，如此才能維持人類生命的延續。細胞執行其功能時，並無法把食物的養分完全轉換成功率，有很大的一部分會轉成「熱能」，也就是「代謝熱」，這些由組織器官所產生的代謝熱，會經由「血液的循環系統」由體內往外流動。

那為什麼「熱量」是由內往外流動呢？因為從食物進到胃部開始，就會產生化學變化而生熱。當食物被胃酸分解時，食物的分子鍵因此被打斷而放出了「鍵能」，以形成水和二氧化碳，這就是一種放熱的化學形態。所以熱量的產生，大多是由內部開始，每當食物入口，不一會兒就會開始感覺到有一股熱氣從胃中緩緩生出，尤其是久未進食的時候感覺最為明顯。

當這些代謝的「熱量」被血液循環帶到體表時，就可以用以溫煦體表，有溫熱及禦寒的作用，但要記住的是，我們人類是屬於「恆溫動物」，所以不斷累積熱量也是不行的！故我們多餘的熱量，必須經由體表來對環境進行散熱以降溫。但是，如果又有「某種因素」，導致這些「代謝熱」無法有效散出體外時，「缺

中暑小常識

在一個人數不變的密閉車廂內，當車廂內的溫度偏高時，我們就會覺得頭暈昏沉、呼吸加快，這就是「缺氧現象」！但是在相同的條件下，只要開了冷氣，讓車廂內溫度下降，雖然並未注入氧氣，但還是會覺得有「吸到氧氣」的感覺，這就是低溫可以強化血氧結合度的現象！所以，人體對溫度是有很高的敏感度的！

氧」與「中暑」的條件也就形成了！所以內部的代謝熱「散失不良」，也是會令人中暑的，不是只有外部環境的高溫因素才會導致中暑。至於何種原因會造成人體散熱管道失效？在之後將會有詳細的討論。

刺激物對人體的加溫作用

除了氣候的高溫與食物的自然代謝熱之外，還有一種東西能對人體產生「增溫」的作用，那就是「激素」或是「刺激物」。不論是辛辣的食品、揮發度高的物質或是內分泌類的「激素」，都屬於能夠對人體產生高熱的東西。現代人的飲食習慣，已經很容易去接觸到這些高代謝熱的食品，比如麻油雞、薑母鴨、羊肉爐、燒油雞、桂圓茶、麻辣鍋、藥燉食品、酒、高濃度咖啡、油炸食品、焗烤類食物等，都是能在瞬間產生高熱量的食物。

現代人在受到精神壓力之下，會刺激體內的腺體來分泌一些激素，以應付生活上的種種挑戰，不過這些激素在人體長期的分泌下，最終也會造成某種程度的危害，過度的代謝也是其中一種。不過，若是一個人的「散熱管道」依然正常而活躍，那麼這些高代謝熱對這個人的危害就暫且沒有影響，直到有一天他喪失了這個優勢為止。

體表的正常散熱構造

現在，我們就更進一步來仔細觀察體表組織的散熱構造，這個部分尤其要特別弄清楚，因為之後有很多的概念，都是和這個原理相關的。

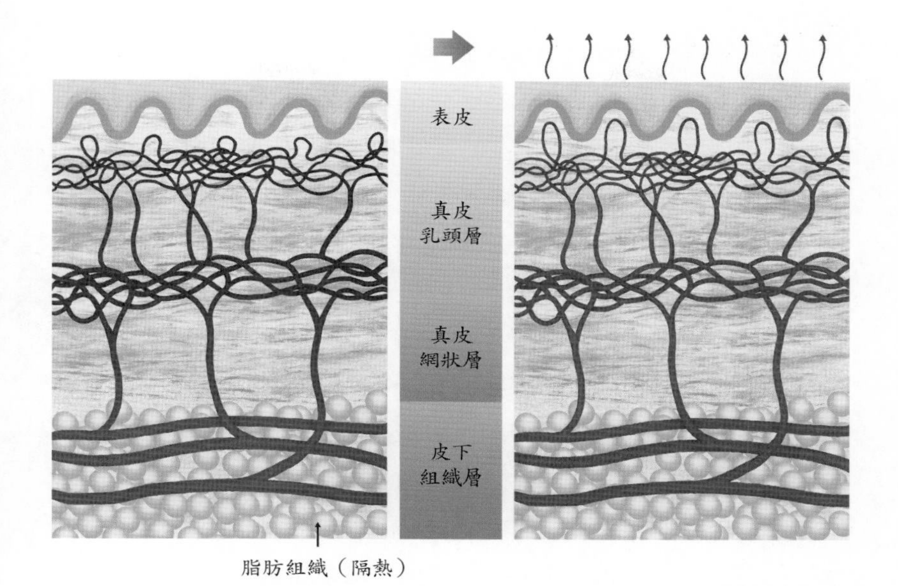

體表組織散熱構造

我們常聽人家說：「體脂肪多的人，比較不怕冷。」的確，經過科學實驗的研究結果，皮下組織的「脂肪」，其「導熱值」只有其他組織的三分之一，所以皮下的脂肪組織，可謂是極佳的絕熱體，那麼我們人體如何利用這層皮下脂肪來做熱量的調節和控制呢？

我覺得，人體之巧妙之處，就在於它的設計，我們的體表血管構造，會由內而外，穿過皮下的脂肪組織，分布在皮膚的乳突部分，也就是在體脂肪的上層，形成一連串的「血管叢」，這些「血管叢」的流速變化可以很大，它可以從零至占心輸出量的30%以上，依實驗報告指出，在短時間內把身體內部這麼大量的血與熱，帶到體表皮膚與周遭環境做輻射、傳導或對流的作用時，它的熱傳導速度可以增加八倍之多，這其實是相當驚人的！

若是遇到體「感覺到熱」的狀態時，我們的血管會：

1. 自動擴張，使得更接近體表。
2. 流經這些脂肪外靜脈叢的血液量及其流速，都會大幅上昇，以達到散熱的目的。

反之，若是身體「感覺到冷」時，血管就會開始收縮，以離開體表，血液也因為血管收縮的關係，而收於脂肪層之下，以減少熱量的散失。但是我要強調，這是在「正常」狀態下的人體機制表現，若是無法順利執行這個「溫度調節」的散熱功能時，就會造成「中暑」。所以，若以一個簡單的「中暑流程」來表示：

高溫→散熱功能失效→缺氧中暑

下一篇我將由這個簡單的流程來說明幾種常見的中暑種類。

中暑小知識

三種使人體散熱功能不良的狀態：

1. 皮下組織，即脂肪層增厚，造成隔熱值太高。此種情況大多是因為營養攝取過度，形成皮下脂肪增厚所致。
2. 當「真皮乳頭層」與「真皮網狀層」因為長期的緊繃而過於「緻密」時，血液由微動脈流向微血管的困難度也會增加。現代人的生活方式多以靜態為主，肌肉皮膚缺乏運動的拉伸，所以多會顯得過於僵硬和缺乏彈性，因而造成皮層的散熱不良。
3. 近代冷媒的發明，低溫飲品四處可見，故人體神經受到低溫飲品的刺激時，容易促使微動脈反射收縮以保存熱量，因此形成神經性的散熱不良現象。

02 中暑的形成途徑及條件

——小心！冬天也會讓你中暑。

中暑的五大類

在中醫的內容裡，中暑基本上分為「陽暑」、「陰暑」、「濕溫」、「冬溫」和「志極化火」五大項。這五種缺氧症的「熱量來源」及「致病途徑」均不相同，但結果卻是大同小異的，都是以「缺氧」來做結尾。

在這裡先稍微簡略地介紹一下：

1.陽暑：「陽暑」的熱源是來自外界，也就是「環境的高溫」不斷對人體體表加熱，而其對人體的加熱速度，大於人體對環境的散熱速度，使得外界的熱能累積於人的體表，最後造成肌肉層的發炎，故用藥方向大多是針對「肌肉層」的消炎散熱為主。

2.陰暑：「陰暑」的熱源，亦是來自外在環境的高溫，只是因為人體的正常散熱機制被生冷的飲食所阻斷，導致散熱功能的喪失，用藥方向就不以「消炎散熱」為主，而是以「重啟」散熱管道，以自發性的散熱為其主軸。

3.溫濕：還有一種是因「空氣溼度」所導致的「濕溫」一症，這是由於空氣比例中的「氧分壓不足」所引發的缺氧症，用藥方向是以揮發藥來調整胸腹腔之間過多的水蒸氣比例，以回復正常的氧分壓，不過如何用藥並非此處之最重點，讀者自行斟酌參考即可。

4.冬溫：「冬溫」之症，其熱量的來源較雜，由於這是時值冬天所發生的「缺氧症」，所以熱量的提供絕非來自於「外在環境」！反之，「冬溫」的熱量來源一律是由身體的內部所衍生出的熱量，或為高營養的補品，或是高刺激的食材，如酒類、辛辣之物或補品，再加上現代人標準的厚脂肪和防寒大衣，散熱的管道就由此被阻隔了，「冬溫」也就正式形成。

5.志極化火：情緒會影響生理狀況，這是無庸置疑的，過度的情緒會刺激分泌過度的「賀爾蒙」激素，比如甲狀腺素、腎上腺素等，都會加速細胞的代謝而大量產生熱量，故古言：「志極化火」，即是此意，尤其現代人普遍壓力較大，有這類情形的人愈來愈多，因此由情緒所引發的熱證比例，也已有逐年增加的現象。

何謂「陽暑」？

「陽暑」其實就是我們印象中最典型的「中暑」。也就是單純的「太陽太大」，以致於把人給晒暈、晒昏了。

如前所言，「陽暑」的致熱來源，是由外界環境的高溫而來。比如夏天的陽光較強，紫外線持續對人體加溫，我們的「排汗機制」來不及散熱，就會「中暑」了！其實「陽暑」在中醫裡的辨證之中是較為明顯和簡單的，患者大多都是處在烈日下工作的勞工朋友們，像是建築工人、市場的菜販、外務員以及軍人等，都很容易得到所謂的「陽暑」之症。所以每年夏季，只要是那幾天特別熱的時候，我的腦海中就會想到幾個在市場工作的常客，心想：「完了，他們差不多要來報到了！」果不其然，之後沒多久他們就真的陸陸續續出現了！

當人體的散熱功能不及環境對體表的熱量累積時，人體的肌表會開始因過熱而虛耗，皮層結構變得鬆散甚至有發炎的現象產生，其症狀表現是「大熱、大渴、大汗出、脈洪大」，這種現象在中醫裡就稱之為「白虎症」，而處方當然就是以著名的「白虎湯」來調解了。此方是針對「肌表」作用，且有「散熱消炎」的藥方，而這個方子的目的就是以「消炎」為主軸來制定的。

要注意的一點是，其實得到「陽暑」的人，他的「排汗機能」初期是正常的！只是因為「環境的因素」導致體內高熱而變得缺氧罷了，所以是非戰之罪，並不是他原本的排汗機制出了問題，和以下的陰暑是有所區別的！

但是，大量的出汗會讓身體的電解質流失過多，高熱的持續加溫也會讓肌肉鬆弛虛耗，就好像溫泉泡太久的效果一樣，這時候人體就會開始覺得虛弱。所以若得到「陽暑」的時間過久，就會有一種「虛脫」的症狀出現。故在中醫的醫案之中，也才會有「白虎加人參湯」的藥方出現。

若以中暑流程「高溫→散熱功能失效→缺氧中暑」來看，「陽暑」的致病原因幾乎完全是來自於強大的高溫因素，以致於散熱機制來不及散熱，最後逐漸失去功能而中暑，所以說陽暑是最易辨認的一種暑症。

何謂「陰暑」？

在早期的記憶中，有一次到親戚家去玩，當時正值夏天，天氣十分炎熱，我的堂哥從學校的球場剛打完球回來，看他一副氣喘吁吁、滿頭大汗的樣子，只見他二話不說，馬上衝到冰箱拿了一瓶冰茶，咕嚕咕嚕一口氣就喝掉了半瓶，這個舉動剛好被嬸嬸給瞧見，頓時就把堂哥數落了一翻，害我在一旁覺得十分尷尬。記得內容大致是說：「老一輩有交代，當我們身體正熱時，喝冰的東西很容易會去『煞到』，這樣對身體很不好……」之類的話，這一幕直到現在我還記得，只是之前覺得很難理解，也很替堂哥抱不平，因為若以我們簡單的直覺來講，人體覺得很熱時，如果能用冷水來降溫，不是既舒服又覺得爽快嗎，故何樂而不為呢？但事實上這樣真的好嗎？是正確的嗎？

「冰品」很正常？

這個問題很耐人尋味，我們往往對早已存在的事物不太容易持有懷疑的態度。我相信上天是有好生之德的，對人體有害的東西或是物質，是不會大量分布在人類的生長環境中，以戕害人類的健康。不過，雖然大自然不會這樣做，但是人類自己卻會。

「冰」這種物質對於人類而言，照道理說，正該是不容易取得的東西。因為它對人體的健康，其實並沒有太大的好處，但是由於人類的科技太過於發達和普及化，使得現在「冰品」已經變得垂手可得，不管是便利商店或冷飲站皆到處可見，以致於人們對這一種看似「正常」的現象，早已見怪不怪了，但是這很正常嗎？其實答案是否定的。依我們的治療經驗而言，因為過食冷物而引發「陰暑」的病例是非常多的，多到難以想像，甚至幾乎已經變成不被懷疑過的慣性死角。

而這個因素是造成夏天「中暑」的最大宗，尤其對年輕的學生和上班族而言。

陰暑的致病原理

夏天喝冰水或過食冷物，何以會「中暑」？現在讓我們來討論一下。

之前有提到過「體表散熱構造」的觀念，現在馬上就要用上了。在我們的體內外，都有一種叫做「溫度接受器」的神經組織，它是用以偵查溫度所用，一旦神經訊號得到的指令是「感覺冷」時，身體馬上就會自動收縮血管以避免熱量散失，這其實就是一種「神經反射」現象，所以這種現象，是不須經過思考就會自動反應完成的，但是麻煩就在這裡！

我收集很多病人得到「陰暑」的原因，在歸納後發現，其實都是出自於同一個原理。就是在體溫很高的狀況下，人體正處在「正常散熱」的期間，因為瞬間接觸到極低溫的空氣、飲品，導致感覺神經「冷覺反射」，使得血管收縮於體脂肪層內部而開始「保溫」。但事實上，當下此人的「整體溫度」，依然是極高的！「體表散熱」的途徑硬生生地被收回，如此高熱就囤留於體內，造成了「血氧量」下降，進而形成「缺氧症」的現象！

舉例而言，有的患者是在外面跑業務的，經過沿路烈日的曝晒之後，正在發熱的身體馬上進入客戶的辦公室，而一般辦公室內的冷氣都至少與外面差個十度以上，這種瞬間的「感覺冷」，就會容易讓人引發「陰暑」！

又有的人，比如學生，在操場上打完球後，總是一起去買個「冷飲」，給它喝個瞬間清涼，但是往往有人在喝完之後，臉色就變藍了，要不然就是變綠了（這和體質有關，與黨派無關！），所以老一輩的人都時常告誡年輕人，夏天從外面進門，不要馬上就「灌冰的」，不然會去「煞到」！不過由於老一輩的也不知道原因，所以被年輕一輩的反問為什麼時，總是不耐煩地回說：「你阿嬤交代的啦！我怎麼會知道！」就這樣推給死人，不過這種毫無道理的告誡，年輕人是不會聽的，至少當年的我就不會。

在我的經驗之中，有的中暑病人是因為夏天時趁工作之餘，午休回家去沖個冷水澡所導致，原理也是同上。而我小時候也有一次經驗，是在一個炎熱的下午，我把背靠在一堵大理石牆上，初時的確是很清涼沒錯，但之後沒多久，我開始覺得有惡寒的現象，呼吸也開始不順了，之後成天變得昏昏沉沉，精神也變得萎靡不振。現在看來，當時就是患了所謂的「陰暑症」無疑！

所以，若以中暑流程「高溫→散熱功能失效→缺氧中暑」來看，原因大多是屬於前兩者，而第二項更是最主要因素，因為當時雖然環境溫度很高，但散熱的功能依然足以應付，只是因為突然接觸到低溫的東西才讓人體的散熱功能喪失，以致於中暑，所以陰暑嚴格講來，是屬於一種「流程二」的中暑症。

治療陰暑的使用藥物

「陰暑」的最大關鍵點是在於「無法排汗」來散熱，因為人體既然已經「誤認為」當時的身體是處於「低溫」狀態，而收縮血管以保溫時，當然就不會反向啟動「排汗機制」來散熱了！一般民間會喝一種叫做「濟眾水」的藥水來治療陰暑，這個方向是正確的。據我所知，「濟眾水」是一種揮發性的藥水（含有辣椒），它具有增溫發汗的功能，雖然揮發性的東西，也會同時增加代謝熱的產值，但是以整體而言，它的「發汗散熱」功率遠大於增溫的反效果，所以「濟眾水」能夠使身體重新「覺得熱」而回復發汗排熱的功能以散熱。

但是這只限於陰暑之症可用，若是陽暑，它已經有「大汗出」的現象了，若是再予以刺激發汗，不但是無效，還是不對證的，而且還會徒增代謝熱的生成，所以「陽暑」要以具有「消炎、退熱」功能的白虎湯來因應才是。但畢竟一般民眾並非專科醫生，並不能很簡單地去分辨「陽暑」或「陰暑」，甚至是之後所謂的「濕溫」之症，所以更不要說是去對症下藥了，不過還好的是，若是懂得「刮痧手法」，就可以完全不必理會到底我們得到的是「陽暑」、「陰暑」還是「濕溫」之症？而用藥又是如何了？

「濕溫」之症

「濕溫」的外部致病因素

依我的觀察和生理學上的記載，若一個人有適當補充水分，再加上四周的空氣是乾燥且保持流通時，當時就算太陽很大，也不易中暑。但是最麻煩的就是遇上夏天的「溼氣」！當周遭空氣中的溼度上升時，人體就會變得比較耐不住高溫而中暑，這是一種很常見到的病例。

原理：依「導熱性」而言，「固體」大於「液體」，「液體」又大於「氣體」，當空氣乾燥時，人體可以利用汗水來吸收體熱（液體），然後快速地把體熱蒸散到空氣（氣體）中，以帶走熱量，這是在乾燥空氣中散熱的極大優勢。但是，當空氣中的溼度上升時，汗水快速逸散於空氣中的優勢，就會隨之消失！而且高溫的環境同時又會藉由「溼氣」的較高導熱性，來對人體加熱，然後就會很容易中暑！所以在夏天裡，最怕遇到悶熱的天氣，因為只要是遇到這種節令時，很明顯地，中暑的患者數量就會馬上飆升，因此這種氣候常讓我們應付暴增的病患應付到有些措手不及。

很多國外的朋友到了臺灣，尤其北部偏溼之處，很容易有中暑現象，但他們在國外的室外溫度，事實上也是很高的，但是「中暑」的現象卻不是那麼多見。就以臺灣本島而言，南部和北部就已經有明顯的差別了，住南部的人，雖然氣候時常比北部要熱，但是空氣卻較為乾燥，所以他們「中暑」的機率反而比北部的人要來得低很多，原因當然就是來自於「空氣溼度」這個因素。

在中醫的經典書藉中，有一本專門講「中暑」的《溫病條辨》，之中它把「中暑」的症狀依季節細分為「風溫、溫熱、暑溫、溫疫、溫毒、濕溫、秋燥、冬溫、溫瘧」，在此為避免讓人落入一些專有名詞的叢林裡，我就不再一一多做解釋，不過在其中的＜濕溫＞篇中，講了一個很好的中暑致病的因素，大意就是：「在高熱之下，地氣之溼受到了蒸騰，其溼氣上升於空氣中，而人置身在其中，便很容易因而生病。」其實書中的原理就是上述的「溼氣因素」，而這個因素將會大大妨礙人體體熱的散失管道！

濕溫治療的用藥重點與純粹的「陽暑」十分不同，「陽暑」的致病結果就只是單純的肌肉層受熱過度，導致有發炎的症狀產生，所以投藥的方向純以「肌層消炎」即可，也就是純然的中式「消炎藥」就能奏效，大多以「白虎湯」為正治。但是若是加入了「溼氣」的因素，這就無法純以「消炎」來治療了！

我簡單地說一下，此時中醫會以含有「揮發油」類的「風藥」來散去「體表」和「胸腔中」多餘的溼氣，重新回復「毛孔的通透性」及「呼吸的順暢度」以能正常散熱。所以有時候患有暑症的病人去看中醫，當拿到藥單時發現，原本的「白虎湯」被改為「藿香正氣散」，這就代表著你所得到的暑症，並非單純的「陽暑」，而是含有溼氣的「濕溫」，而藿香便是具有揮發性的藥物之一。當然，在這裡要讓各位了解的並非如何用藥，何況要能正確用藥也不是那麼簡單，非一朝一夕可以成功的。重點是在之後會教導各位，如何利用簡單的一招「刮痧手法」，便可解決所有的暑症類別，免去所有辨症論治的麻煩和疑慮，達到「以無招勝有招」的便利。以上介紹的純粹是溼氣對人體的「外部影響」，但事實上，「濕溫」會令人中暑大多是因「內部」因素來令人致病的！外部因素反而所占的比例較少。

「濕溫」的內部致病因素

夏天常遇到病人抱怨說：「奇怪？我不像別的人，整天要在外面工作、要晒太陽，我大多都待在家裡面或是公司內部，為什麼這樣也會中暑？若說到外出，頂多也只是稍微出去買個東西或是辦點小事而已啊？」

是的，首先，要能清楚描述「濕溫」的真實狀況，我得要先再次地、更深入地說明「溼氣」這個討人厭的東西，因為得到這個症狀，並不一定需要在高溫的狀態下。

這和上述的外部因素有所不同，「溼氣」的外部因素是因為「溼氣」能影響人體的散熱優勢，造成體表「散熱失敗」而中暑，但是內在因素卻是透過「呼吸」來致病，這是很不一樣的。

原理：在基礎物理學中有談到，在一個大氣壓之下，空氣的比例，也就是「組成成分」是固定的，一般而言，「氮氣」占了約五分之四，「氧氣」占了約五分之一，其他尚含有水蒸氣、二氧化碳、臭氧、氦及氖等氣體，這些氣體在空氣中所占的比例會因地點、氣候不同而有所不同。

現在重點來了，當夏天的「溼氣」，也就是「水蒸氣」大幅高升的時候，「氧氣」的相對比例就會減少很多，所以只要在潮溼的環境中，一般人都會覺得呼吸比較不順、有悶熱感。所以，夏天溼度高時，雖然在家中或室內的感覺並不熱，但也建議開個冷氣來除溼會比較好。

因此，光是「溼度」所引發的缺氧之症，其比例絕不下於「陽暑」，甚至還要更多。有趣的是，這種「溼氣」導致缺氧的途徑，有的甚至是在體內沒有過多熱氣的狀態下就發病了。換句話說，正常的中暑是要先以「高溫」影響血液中的血氧量下降而造成「缺氧症」，但是，空氣中「溼度」的上升，根本不需要經過「高熱」這個條件，只要透過呼吸就能使人「缺氧」，而狀況表現其實就和「中暑」是一模一樣的，所以「濕溫」之症，是光靠「呼吸」就能使人致病的。

若以中暑流程「高溫→散熱功能失效→缺氧中暑」來看，「濕溫」致病似乎是可以不需要透過前兩個流程，直接就可以讓空氣的含氧量下降，令人缺氧中暑，故濕溫之症是所有暑症中最易讓人輕忽及防不勝防的了！

以下，我將舉出幾個重要的相關例子來加強說明。

1. 有一處偏溼之地，熱氣蒸發土壤中的溼氣，使之瀰漫於空氣中，此時若有人在此處待得太久，就會吸入太多「缺氧」的氣體而開始生病。吸入的缺氧氣體，其原本氧氣所占的空氣比例將會被其他「成分」所取代，在最多狀況下，取代者是水蒸氣，但有時在一些沼澤溼地將會由「沼氣」所取代。在古時候，這就稱之為山嵐瘴氣，這些缺氧的情形會讓人呼吸不順、神志不清、噁心欲嘔、腹脹、消化不良，嚴重的會使人休克昏迷，有的人也會把它稱之為「水土不服」的現象。

據說清朝的劉銘傳，率兵在臺灣與法軍作戰，原本戰場是在基隆的獅球嶺一帶，但是因為滬尾（淡水）的戰況告急而從基隆撤兵，改往援助「滬尾」，法軍就因此成功地占領了基隆地區。不過奇怪的是，不久後法軍竟然自動從基隆撤兵了，原因就是基隆地處潮溼，空氣中的水氣太旺盛，導致生活在乾冷地區的法國軍隊水土不服，一一病倒，使得法軍不得不棄守，可見「溼氣」對人體的影響有多大。

2. 在夏天，有不少的「阿桑」級患者會待在家裡面躲太陽，由於白天兒孫們都去上班上課了，幾乎就只剩下阿桑一個人在家。可能一方面覺得一個人吹冷氣太浪費，一方面也覺得反正家裡又不是很熱，只是稍微悶了一點罷了，所以通常她們會為了節省電費而不忍心開冷氣，但是往往就因此在家中被那股「潮溼之氣」給悶出病來。通常我只要遇到這種病例，我都會先跟他（她）們剖析，其實夏天會中暑，不只是因為熱而已，最關鍵點是在於「溼氣」，所以就算不覺得熱，最好還是開一下冷氣來除溼較好，何況不花電費就得花診療費，那還不如開冷氣吹比較爽快一點，總比來這邊討皮痛要好得多！

不過如果為了要配合政府的「節能減碳」政策省電也成，家中只要買一個「溼度計」擺著，當「溼度」過高時就開冷氣來除溼，若「溼度」還好時，吹電風扇就可以了。

在這裡提醒讀者，以上有關用藥方面的理論只是供以參考，不必深究之，重點是在之後的「刮痧手法」，在此只是讓讀者做出一個對比，知道若要正確用藥實在是頗為麻煩，不是一朝一夕可以弄得通透的，但也只有如此才能顯現出傳統民俗療法其「以一擋百」、「以簡馭繁」的價值所在。當然若是具有中醫基礎的讀者就可以順道再重新印證一次。

在《溫病條辨》中有云：「濕為陰邪，其性氤氳黏膩，非若寒邪之一汗即解，熱邪之一涼即退……，汗之則神昏耳聾，甚則目瞑不欲言，下之則洞泄，潤之則病深不解。」

這都是古人用錯藥物後的經驗談，簡言之，就是說這種「濕溫」症狀不是如「陽暑」的發炎症，故不能用「消炎藥」來消炎，也不是如「陰暑」般，可純以「汗劑」來發汗以回復原本的散熱狀態。又若因為濕溫會造成飲食障礙，甚至有腹脹的現象，就以為是「便祕」之類的症狀而給予「下藥」，也會因為不對症，而導致「壞症」的出現。或以為「濕溫」的熱象是因為「體液不足」，無法吸收代謝熱量所引起的情形，而給予增加體液的滋補藥，則又會有另外的變症產生，林林總總，不勝枚舉。

「濕溫」的正治，就是以具有「揮發性」的藥物，來摧散掉胸腔、腹腔多餘的水氣或是其他不正之氣，以「還原」體內空腔原有的氧氣比例，不知道各位有沒有聽說過「藿香正氣散」？它就是這種標準的「揮發性」藥物組合而成的方劑，所以此方可治所有不正之氣及山嵐瘴氣，當然還可細分較輕劑如「三仁湯」等方劑。但其實在這裡的重點不是在如何辨證用藥，我想表達的是，「中暑」系列的症狀，其實不易辨認仔細，且極易與其他疾病混淆而誤治，但利用「刮痧手法」卻有以一擋百的妙用，我們就不必一一費心去辨證論治，在之後會舉出一些生活上較常見的情境供讀者辨識。

冬溫之症

在我們的診療經驗中，冬天是否也會有人中暑呢？答案是「有的」，而且每天都有。在《溫病條辨》一書中確實也有「冬溫」一症，但是很多人或許會懷疑，除了上述的「濕溫」一項，不需要高溫，只需要「溼度」夠高就能導致「缺氧」外，其他的條件都是要在環境溫度偏高之下，才會有「中暑」的情形發生，而冬天不但氣候乾燥，而且環境溫度偏低，哪裡還有什麼條件可以「缺氧」？話是沒有錯，但是要讓人體產生高溫，未必一定要由外界的環境溫度所提供，所以我們就來探討一下，到底冬天的熱從何來？

熱從何來？

現代人的工作型態，雖然都已從「勞力」轉為「勞心」居多了，但不管是勞心或勞力，只要人體消耗能量以「作功」，就一定會加速「代謝熱」的生成，故「代謝熱」為冬溫之症的產熱源之一。加上現在上班族外食的機會增多，經常接觸到「重油重鹹」的高熱量食物，甚至連「素食」也是弄得油光閃閃、味道偏重，所以現代人體內所累積的熱量只會過多不會過少。再加上中國人有「冬令進補」的習慣，所以現代人體內所能產生的高溫實在是很驚人，故「飲食」為冬溫之症的產熱源之二。由此可見，光是「工作」和「飲食」兩個因素，就足以讓人體的內部產生過多的熱量了。但是話說回來，只要人體的散熱機制運作依然正常，想要由此得到冬溫之症仍是有段距離。接下來我們要來檢視一下中暑流程「高溫→散熱功能失效→缺氧中暑」中的第二項，「散熱功能失效」的部分。

第一層隔熱板

我們都知道，運動與勞動是不同的。運動是一種肌肉群的大幅度拉伸型態，配合足量的呼吸進氧率，不但能刺激肌肉細胞的增生、強化血液循環的速度及代謝率，還有產生熱與發汗的效果。而勞動則是一種固定小肌肉群的活動，沒有足量的進氧量與活動配合，較易產生酸性物質，也無法刺激肌肉細胞的生成，血液循環量的增加也不多。而且「勞動」只會產生熱量，並不容易流汗散熱，所以有些人雖然經常工作，但是不僅沒有練出結實的肌肉，還會有脂肪囤積、代謝與散熱不良等問題的產生。以現代人的生活形態而言，運動的機會早已被剝奪了，連我們平常走路或爬樓梯的機會也早已被交通工具和電梯取代。都市人想要運動只有花錢到健身中心，才有資格去流流汗，運動一下，想不到現代「能夠運動」已經變成一種「經濟能力」的指標，只有有錢有閒的人才可以輕鬆辦到。

所以，現代人的「皮下脂肪」早已因為飲食和工作形態而囤積過厚，要散熱本已不易，加上工作都是以「等長運動」進行，也就是「肌纖維」沒有大幅度的運動拉伸，只有保持固定姿勢般的小範圍動作，如此便會導致肌層、毛孔因不常拉伸而變得「過度密實」以致失去彈性。或許有人會問：「肌層的緻密度上升，會有什麼影響呢？」我舉一個簡單的例子就能明白了，如果有一股冷風吹向自己時，你一定會不自覺地「用力」，而用力就是為了要使肌層的緻密度上升，以防止熱量的散失。因此過於緻密的肌層，會不自主地保留熱量、隔絕對流。現代人的肌肉層早已不須用力就已經過於緻密，因此散熱不良已經快變成一種國民病了。有趣的是，每次我和患者談到這個問題時，他們都會反射性地問我：「那麼，像這樣要吃什麼比較好？」很少有人會問我要做什麼運動才好……。

第二層隔熱板

有人認為「吃得飽；穿得暖」是一種幸福，但凡事「物極必反」，現代人不但吃的東西熱量過高，穿的衣物更是過於保暖。對於自體散熱能力不良的人而言，飽暖並不是一件好事。現代人的衣物保暖效果真的極佳，又是防風又是奈米紅外線，但這也形成人體的第二道散熱管道障礙，增加冬令中暑的機會。在我們工作場合裡，有不少貴婦是裹著名牌大衣（流程二），吃完高檔的「冬令進補」餐後（流程一），才來找我們刮痧的。唉！我們看到這種情形，也只好搖搖頭，無奈地幫她刮痧散熱，賺一趟這種「皮肉錢」是矣。所以有了高熱量的產熱源，以及兩層的隔熱板，我想人會在冬天裡「中暑」，也絕對是合情合理的。

「志極化火」的缺氧症

在中醫的經典之中，有一本著名的醫書叫做《金匱要略》，裡面有提到：「人之所以會生病，大多源自於三個因素，也就是內因、外因和不內外因三種。」

「外因」指的就是外在的因素，比如上述的天氣溫度、高溫致暑、溼度過高以致缺氧的問題，都是屬於外因的部分，「陽暑」或是「濕溫」即是。

「不內外因」指的就是人的生活習慣，如上述的時常熬夜、嗜食辛辣、醇酒厚味、缺乏運動，循環不良、穿著習慣等，這都是屬於不內外因的問題，如「冬溫」即是。

而「內因」，就是這裡所要討論的情緒問題。古有云「五志」：怒、喜、思、悲、恐；或是「七情」：怒、喜、憂、思、悲、恐、驚，以泛指人類的各種情緒。古人又云「志極化火」，也就是情緒過度者，會造成體內的炎症和內分泌失調等症狀。這個因素其實是造成中暑的原因中最少見的，但是若以現代人的精神壓力而言，這種病例在各種暑症的比例上，也漸漸在成長中。

人的情緒一來，體內就會分泌很多激素，比如腎上腺素、正腎上腺素、甲狀腺素等，有的還會刺激胃酸的分泌。這些內分泌對人體而言，其實就是一種「刺激物」。當情緒在不斷地波動之下，體內分泌的激素也在不斷增加，而這些激素會促使細胞活動加劇，進而產生很多的代謝熱，「志極化火」就是這個原因。當然有過度的熱量由體內產生，再加上此人有散熱不良的問題，那麼引起「高溫缺氧」也絕非什麼難事了！

比如我就遇過，有的人心情不好，心理壓力大，結果就導致失眠，加上他又有藉酒澆愁的情形，所以就變成「激素」加上「虛火」，再加上酒精的生成熱，雖然正值秋冬之際，卻有明顯的缺氧症生成。可見「心理因素」的確也是造成缺氧症的途徑之一。

因此，顯而易見地，情緒所引發的代謝熱，和憂慮失眠以致虛火上升的部分，正是中暑流程中的「高熱因素」。雖說它與陰、陽暑的高熱起源不同，但是只要符合中暑的流程，任何原因都是可以導致缺氧症的，當然也就包括了「志極化火」的部分。

中暑的症狀表現

——肌肉緊繃、夏日發寒，暑氣偷偷找上門

當一個人「中暑」了，或者說是「缺氧」了，它會有什麼症狀表現？我們如何能判斷這個人是處於中暑狀態？又中暑的「病情發展」及「進度」又是如何呢？以下就讓我們來逐一探討。

翻開《醫宗金鑑》的《溫病條辨》一書，即可看到其明確的章節排列順序，內容是由「開始發病」之處為首章，再沿著病情的發展方向，逐漸向下編排的。也就是說「溫病」、「暑症」的發展方向，是由上焦開始，然後往中、下焦的方向持續蔓延。換言之，中暑的演進程序就是從人體的「顱腔→胸腔→腹腔→骨盆腔」來逐步演進。這是正確的，且符合實際臨床經驗的。

03 中暑對「顱腔」的影響

——全身性缺氧，絕對是從「頭部」開始發病！

之前有說過，中暑的真正原因即是「缺氧」。而全身上下對「氧氣」敏感度最高者，莫過於「大腦」了，大腦細胞若出現數秒內的缺氧，就足以令人休克昏厥，缺氧症一開始發病會先從頭部的神智、精神方面開始出現，這是中暑的必然先兆。全身性的缺氧，絕對是從「頭部症狀」開始發病無疑。

顱腔缺氧所表現出來的症狀有以下幾種情形：

睡眠方面

人在睡眠時，腦波會處於「低頻率」的穩定狀態，腦神經所發出的「神經衝動」會比在清醒時的頻率要少很多，但大腦若是處在「高溫」的狀態，其神經衝動就會較為興奮和不安定，而這些多餘的神經訊號，就會轉成為「夢境」了。

隨著情況的持續惡化、加深，就會演變為多夢、亂夢、惡夢連連的情形，要是更進一步的話，開始就會有「睡眠障礙」的情形，像是不易入眠、睡眠斷斷續續、無法一覺到天亮、淺眠，要不然就是持續昏睡，而且愈睡愈累，還有起床時覺得

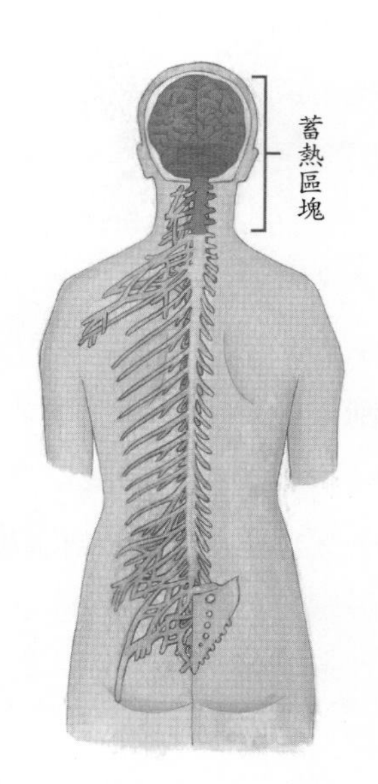

腦部蓄熱區塊

很困難，有時感覺像是睡飽了，但不一會兒，就又覺得想要睡覺等……。

在我們的經驗裡，很多媽媽們都表示他們的小孩最近突然變得愛賴床、上學總是遲到，還有上課老愛打瞌睡，因此常被老師告狀，其實很多時候，這就是一種「缺氧症」，經過刮痧診療之後，這些狀況是可以明顯改善、消失的！

不然就是有的上班族時常因為上班打盹，不但老闆常盯他，還有同事虧他說，這是一種「未老先衰」的跡象，甚至還被某位清潔大嬸規勸說：「唉……年輕人，要節省一點用，不然以後怎麼娶老婆？」其實照這樣看來，這也不過是一種「缺氧症」罷了，經過刮痧療法之後，這些症狀也可以在短時間內不藥而癒。

所以，若有些人時常有睡眠品質障礙，先不要急著吃安眠藥，或者可以先去檢視一下自己是否只是有一種「腦部缺氧」的問題呢？

而且也最好不要習慣性吃安眠藥，因為劑量不但會愈吃愈多，且隔天還會容易出現精神恍忽的情形。我就遇到一個有長年吃安眠藥習慣的患者，而且她吃的量算是很重的了，但經過幾次刮痧的診療之後，她才無意間提到，最近她吃安眠藥的劑量竟然減少了，變成只要吃半顆就可以睡得很好，有時忘記吃也能睡得著，這個意外的變化讓她覺得很高興，因為當初她並不是要來看睡眠障礙的毛病……，但卻藉由刮痧療法意外地改善了她的睡眠障礙問題。

精神方面

中暑的人，常會有意識不清的現象，以及有記憶力減退、注意力不集中的情形，有時走到廚房卻忘了要做什麼？或是常忘東忘西，或者有視物模糊不清的現象。若一個人平常的個性就是散漫、時常丟三落四的，那可能真的就是習慣不良的問題，但若是近期才發現突然有這種狀況產生時，很有可能就是一種暑症（缺氧症）了。當腦細胞缺氧時，大腦皮質不論在記憶上、判斷上，都會有功能低下的問題產生，這是很合理的。

所以只要能即刻利用「刮痧療法」把缺氧症狀給解除，就能馬上恢復清醒，增進工作效率。

在我接觸過的患者當中，我覺得當媽媽的人都很用心，有些媽媽患者有體驗過刮痧後「清醒」的感覺，就會自己延伸運用。因此只要是考期將近，常常都會遇到媽媽帶著小孩子來刮上幾板，讓他們的意識和記性更好些，希望考試會有更好的表現，這一招還不是我想到的，而是媽媽們在「求好心切」下所自行悟出的招式。

還有一些人，他們的工作需要較細心地去處理資料或是記憶一些流程，也都會利用這種療法來維持工作效率。當然，如果自己能夠了解刮痧手法的原理和功效，就不用常常煩惱和不知所措了。

記憶中有一個銀行行員，經常因為收支與帳簿的數目不合，而延遲下班，經過了幾次刮痧療法之後，這種現象就少了很多，她現在自己也買了一支「刮板」放在包包，沒事就替自己刮點精神出來。

視力方面

人類的細胞組織，不論是哪一種，若是處於「缺氧狀態」，它的功能就一定會比較低落。當流經眼球的血液，其含氧量不足時，視力就會開始覺得「模糊」、「矇霧」、「視物不清」。有些人會以為是近視或散光的度數加深了，或者是得了老花，但其實在處理完他的「缺氧症」之後，因為眼球即時充氧，再看東西時馬上就會覺得變得很亮、很清晰。

像我自己就曾經體驗過，在刮痧後，當場覺得好像是從昏暗的景物中，走到另一處明亮的地方一樣，但其實根本就是同一個地方！

除了眼球缺氧的問題外，另外還有一個就是有關「眼壓」的問題！當我們人體內部的熱量蓄積過多時，組織會呈現「發炎狀態」而變得膨脹和緊繃，此時局部的壓力就會往上爬升，以致「眼壓」也跟著升高。眼壓高的人，自己會覺得微微脹痛、緊澀，又因為當眼球內部的壓力上升，眼球的球面會變得比較繃且反光，就像被吹飽的氣球一樣，所以我們若由外面觀之，會發現他的眼球「油亮油亮」，且運轉不靈。所以若發現自己有這種狀況時，就要開始意識到，是否已經有「中暑」或是體內有「發炎」的症狀了。不過，通常在經過刮痧散熱之後，可以讓眼球立即有「釋壓」的成果出現。

有時候我遠遠就看到進來的患者，他的眼睛呈現油亮、反光的現象，我就問他是否有眼壓或血壓方面的毛病，他看著我很訝異地說：「你怎麼知道？」我就會跟他講：「其實這只是很簡單的『物理性』現象而已，講破就沒什麼好奇怪的了。」

不過，當已經出現「眼壓」問題時，就要特別小心了，這表示此人的「局部性壓力」已經遍及了肩頸和頭顱一帶了，嚴格來講，「眼壓問題」只是被別處所牽扯的一種症狀而已！所以，處理的重點可能要從肩頸的壓力釋放開始做起。

腦壓、頭痛方面

我們體內一旦有某個區塊產生了高熱或是發炎，那一帶的組織一定就會開始充血膨脹，而局部的「壓力」就一定會受到擠壓而上升。很多患有中暑症的人，他們的肩頸、胸腔，甚至是腹腔都會變得緊繃，導致內部的壓力因無處宣泄而往上傳遞，此時除了「眼壓」之外，還有就是會有「顱壓」的現象產生。而一般壓力所造成的不適感，會呈現出一種「脹痛」的感覺，有別於瘀血的「刺痛」感，或者是神經的「抽痛」感。

這股向上傳遞的壓力很可能會發生在「頭頂」或者是「前額」，所以有些人患頭痛，最好先分辨到底是哪一種頭痛，若是方才所述的「脹痛」感，那就先不要急著吃感冒藥或者是止痛藥，你很可能是一種「熱量」無法散失的壓力問題所致，我們可以先從「刮痧手法」去舒鬆體表肌肉和散熱以釋壓，以確認自己的「頭部脹痛」現象是不是單純的熱量無法散逸的問題。

同理，有很多人的「血壓」是突然性地上升，這個時候先不要慌張，若是以前沒有高血壓的病史，而家族遺傳也沒有先天性高血壓的例子，那就不要急著把降血壓的藥物塞到你的口中，因為這很可能是你最近工作太累、工作時間過長，或者有熬夜，或是在密閉環境待太久以致於缺氧的現象，那都會使血壓突然上升

10～20mmHg，這是體內壓力因素所能影響的合理範圍，不過，若是血壓狂飆超過20mmHg以上，也就是「收縮壓」達150mmHg以上的話，那就幾乎可以肯定這是和一般性的「血壓」有關了。

無論如何，就算真的是血壓的毛病，依然可以先用簡單的刮痧手法來疏散體表肌肉層的緊張度，以求先降低體內的「部分壓力」到一個安全的門檻之內，如此就可以先脫離「腦溢血」和「中風」的威脅，之後再來服藥或是安心就醫即可。

補充：肌層組織因為本身的「緊繃」，或是受到內部的「高熱」而膨脹，進而壓迫和改變組織內部的壓力，我們可以把它稱之為「氣壓」。注意，這和血液中含有過度的填充物（血糖、血脂）所造成的「血壓」不同。據我的觀察，「氣壓」所造成的壓力變動較少，並不像「血壓」的上升那麼多、那麼全面。像「糖尿病」所造成的壓力上升方式，就一定是屬於「血壓」方面。因為當身體缺乏「胰島素」而使得細胞無法利用糖分時，這些糖分將會釋於血液中，使血液更加濃稠，如此血壓就會升高了。但也千萬不要小看「氣壓」所帶來的影響，雖說氣壓只能夠壓迫到局部的循環，使之流動變緩或不通，但是如果氣壓所壓迫的位置恰巧是在人體循環的重要樞紐時，比如「腦部循環」，那麼造成「中風」的機率事實上還是很高的。

平衡覺方面

在所有的中暑症狀當中，我覺得「暈眩」是最令人苦惱和折騰的了！

因為在「中暑」中，唯一會讓人無法上班和上課的，就屬於「暈眩」症了！其他的還勉強能夠工作和上課，只是會顯得比較懶散而已！在我的經驗中，若有人是「扶著牆走進來的」，而且一進來就是先坐著抱頭，或是直接要求先躺一下的，這種大多就是患了中暑所引發的「暈眩」症！因為正常的患者一進來都會先告知醫生他的症狀，或是詢問要等待多久？很少是先坐著不動的，而出現這種現象就代表著「他已經無法保持平衡了」。

而且「暑暈」這種狀況並不會因為休息、睡一覺就好，或是藉由任何先進的醫療儀器就能檢查出來的。很多醫生都認為，這就是一種「內耳不平衡」所造成的情況，但是也無法給予有效的治療和處理。所以我的患者大多是拖了一週以上，甚至更久的時間才被人介紹到我這邊來做治療。當然，若能以最正確的療法治療，是能夠馬上達到止暈效果的！

不過要能針對正確的部位予以刮痧才行，而最重要的部位就是：兩耳之下＝脖子兩側的部位。

在中醫的理論中，脖子兩側是屬於足少陽膽經所經之處，主半表半裡，若此經有「熱象」或是「傷寒」等症狀，就時常會有暈眩、噁心、耳鳴的現象發生。在生理學中，此處的「肌肉層空腔」的壓力變化，也的確會影響到「內耳」的壓力平衡，所以若是頸部兩側蓄積過多的熱量，那將會因為過高的局部氣壓，而使得內耳的平衡覺產生問題。

若是去耳鼻喉科，直接由耳朵的構造去檢查，是絕對查不出問題的，因為真正的問題是在於頸部兩側的壓力，這是一種「壓力傳導」的問題，而非耳朵的構造問題。所以「刮痧手法」須注重的區塊，就是在此處。而刮痧手法要刮到以能「出痧散熱」為準則。

不過有些人的症狀表現不在於「平衡」方面，而是以「偏頭痛」的方式來表現，當然刮痧重點還是一模一樣。一般「壓力型」的頭痛，常是經年不癒的，很多人只能以「感冒藥」或者「止痛藥」來對偏頭痛做抑制的手段。而偏頭痛症狀之所以會拖這麼久而不癒，原因就是發病的「病灶」時常讓人誤解和不明，因為它是一種「壓力型的傳遞」，病源和發病處是有段距離的。所以很多時候，患處和發病處是不一樣的，但若是能清楚真正的發病原因，其實「壓力型」的頭痛也是不難被治癒的。

現在要提供一個問題，希望能夠補足「科學儀器」所容易遺漏的盲點。有非常非常多的患者，在人很不舒服的狀態下，去醫院做了檢查，但不管是抽血、驗尿、照超音波、照X光、肌電圖、

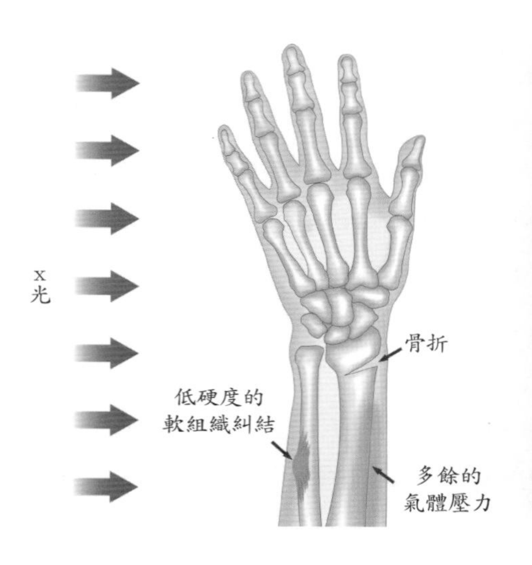

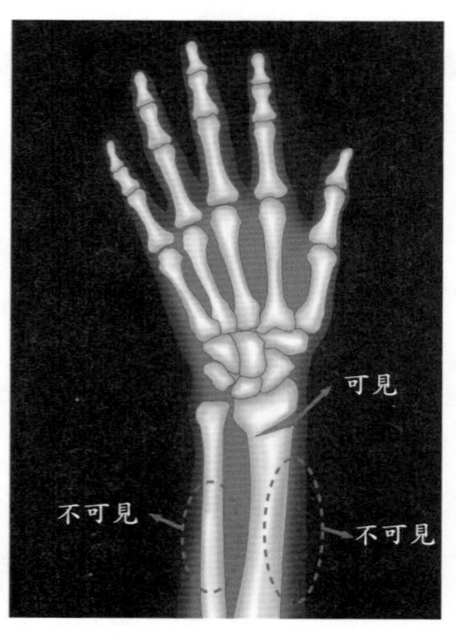

X光片呈現狀況與實際病理狀況比較

核磁共震，全都沒有問題！我們不禁要問：「為什麼會這樣？問題到底發生在哪裡呢？」

我在這裡要說，西醫的一切檢驗，大多是為了要檢驗出「有形之物」，愈嚴重的、愈大的、愈硬的東西就愈能夠被檢查出來，就算小到以病毒的方式呈現，現代的檢驗法亦是可以有效驗出的；不過病毒就算微小，畢竟也還是屬於「有形之物」。但是，若今天作怪的是體內的「空氣」以及空氣所形成的「氣壓」，那麼這些儀器如何能測出這些「無形之物」？所以您有沒有遇過一個熟悉的情形，就是醫生看完你的檢驗報告或是X光片後，就說：「很好哇！你沒有怎樣！」可是你明明就是難過得要死！

肩頸方面

我時常看到很多「中暑」在上焦的人，他們的肩膀很容易呈現僵硬狀，就算以手去捏按也沒辦法使之變軟，感覺上就好像肌肉中有一股「氣壓」在對抗似的。而緊繃的肌肉更進一步地壓迫阻礙血液往頭部的流通，最後在肩頸頭部形成一局部性的高壓，所以從這些人的外觀看來，不論是臉色、徵兆、描述各方面，都是屬於高壓狀態，也就是中醫所謂的「實症」。我們若以科學的角度來看，其形成原因有二：

氣體的膨脹

人體構造在設計上，為了讓動作的靈活度上升，在每一種組織與組織之間，均留有空腔，其目的是為了讓不同的組織之間，方便彼此的「滑動」所用，但是這些「空腔」也是可能會有「氣體」逸入。依據物理學「氣體動力論」所述，當空氣分子吸收了「能量」之後，比如「熱能」，它們的「動量」就會上升，如此每個「氣體分子」撞擊四周壁的力度、壓力就會明顯上升，所以裝有此氣體的容器就會受到壓力而膨脹，而在十八世紀的「瓦特」就是以此原理發明「蒸氣機」的。

血液的聚集

在每個身體組織之間，也會因為高溫，使得組織的內部空氣更加地膨脹，加上「血液」本身也會聚集在溫度較高處，以加強「循環系統」對組織的「冷卻能力」，所以不論「氣、血」，在高溫的促使下，都會使肌肉組織呈現「壓力」，如「中暑」、「發炎」就是如此。

由上可知，只要是身體某處有過高的熱量產生，往往就會產生一股「壓力」，讓組織膨脹變大，像肩頸的僵硬就是一例。

阻滯型低血壓

其實在我的印象中，有患者在治療前對我事先強調，他說他有「低血壓」的情形，問我可不可以進行「刮痧」來治療他的肩頸痠痛？我左看右看，發現他不但皮膚色澤略偏暗黃，體內很可能有熱量不散的狀況，再加上肌肉厚而緊繃，「內部壓力」理應不低才對，又怎麼會有「低血壓」的情形，我口上雖說會特別注意他低血壓的情形，實際上我是用「釋放壓力」的手法在進行治療。之後這位患者不但沒有低血壓的眩暈及不良症狀，還表示舒服多了，可見他的症狀如我判斷，是屬於血壓偏高的「實症」，可是為什麼他會說他有低血壓的體質呢？從那時候起我才發現有這個情形，而且之後在我的特別記錄之下，發現這種案例竟不在少數。所以有人說「低血壓」也是會中風的，原理其實很簡單。

若有人在肩膀部位產生「壓力」的時候屬於實症，但流往手臂的「血液循環」偶爾也會因為這股壓力造成阻塞，進而形成手臂一帶有「血流量低落」的情形。偏偏在醫院以儀器測量血壓的地方，正是在「手臂」之處，所以測到的數值，時常是有機會測得「血壓偏低」的數據。

像這類明明是高血壓的症狀，卻被儀器測量出低血壓假象的例子，實不在少數，若是又恰巧碰上只會依賴「機器數值」看病的醫生，很可能就真的會被當成「低血壓」而誤診，所以民眾本身最好也要具備一些對「中暑」的基本認識才行。很多時候，從一個人的形態、膚色、聲音、脈搏就可以得到在辨證上可靠的資訊了，所以不能一味地只以儀器的判讀數據為準，就像是我們車上的「衛星導航」一樣，它的指示也只能當成輔助參考而已，如果一切都盡信的話，車子很可能會被引導到田裡面去的！

缺氧型「落枕」

在秋冬之際，很常發生一種現象，就是「落枕」。有些人在隔天睡醒時會突然發現，他的脖子和肩膀竟然無法轉動，甚至一動就會有劇痛感，這就是大多數人都有經驗過的「落枕」之症。

這是因為在秋冬之際，溫度過低有時候會引起神經受寒，但這股寒氣卻並未侵入「體內」，所以尚無咳嗽、打噴嚏、發燒等內在症狀；但卻在肩頸筋肉上，出現了「神經傷寒」的反應。尤其人體在夜半時分，氣溫驟降時，肩頸的部位沒有做好妥善的遮蔽，就很容易受到寒氣的侵入，而「肩頸神經」就會發出不正常的神經衝動，使得相對應的肌肉緊縮痙攣，最後就變成了「落枕」之症。

對於「落枕之症」，一般中醫師可用針灸之術，於「風池」等要穴施針即可，如果是對針有恐懼的人，也可給予「葛根湯」來治療，這是一種對肩頸神經的寒溼有「揮發驅散」作用的中藥配伍，對於感冒落枕具有極好的療效。但若患者是忠實的「西醫擁護派」，我就會直接跟他說：「你的『落枕』其實是感冒的一種，雖然你沒有一般感冒的內部症狀，但確定是感冒無疑，請自行去購買有藥師推薦的綜合感冒藥服用，或是直接去醫院、診所掛內科看診即可。」由於感冒落枕的人有些並未有明顯的咳嗽、發燒等症狀，所以很多人會誤以為是「經絡方面」的毛病而找上我，但是我知道其實「刮痧療法」於此並不對症，所以我就會作出如此的建議。

但是，有一種「落枕症狀」就絕對是刮痧療法的適應症，那就是「缺氧型」的落枕！一般會得到這種落枕的人，大多是前一天或是連續好幾天臂膀過度勞動，使得局部的勞熱累積過度，而肌肉又無法好好放鬆之下，如此很可能在隔天睡醒就會有「睡落枕」的現象發生！而這種缺氧症有時是全身性的、有時是局部性的肌肉缺氧，但是只要能針對相關的肌肉群予以刮痧療法刮之，往往就能出痧而癒。

04 中暑對「胸腔」的影響

——由上往下延伸入侵的暑症。

在我們人類胚胎發展的時期，「腦和脊髓」本來就是自成一套系統發展，從大腦、小腦、間腦、中腦、橋腦、延腦連接了一節節的「脊椎骨」，而從大腦所連下來的神經束就被堅硬的脊椎骨所包覆、保護著，然後神經再依次於每節的脊椎前角往外延伸，直至各個所要控制聯絡的肌肉和臟器為止，所以如果腦脊髓開始因為高溫而缺氧，就會從最高、也最敏感的大腦開始影響起，然後再逐一影響各層各節的神經元，及其所控制的各種器官和功能，故我所觀察到的「暑症」，幾乎都是由上往下延伸發病的，很少有「跳級」的情形發生。

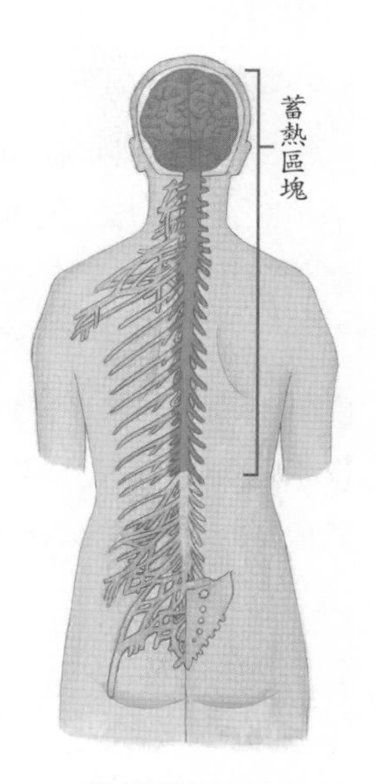

胸腔蓄熱區塊

肺部方面

若「中暑」的情形由顱腔往下發展，接下來就會到達「胸腔」的部分，而在胸腔中，最主要的臟器之一就是「肺臟」

了！常言道：「肺主呼吸」。當肺部充滿了散不掉的熱量時，結果其實是同上的，也就是這股「內在壓力」會讓肺部的「自然潮氣」受阻而造成呼吸不順的現象。所謂的「自然潮氣」就是指我們人體在進行吸氣和吐氣時，是處於毫不費力的狀態，簡單地說，「呼氣」是靠肺部的「彈性收縮」擠出空氣，而「吸氣」又是靠吐氣後所造成的肺內負壓，讓外界的正壓自然進入。

但是如果有一股額外的「壓力」來破壞這股「自然潮氣」的循環，我們就得動用到「呼吸肌群」來刻意「用力」做呼吸的動作，而「用力呼吸」就是一種「呼吸困難」的感覺。除了呼吸會受到影響之外，這股壓力會造成所謂的「胸悶」現象，而且又因為壓力的問題，肺部的進氣量同時會減少，進而也會有一種「吸不到空氣」的感覺，所以當暑氣入中焦的時候，其合併症狀就是有呼吸不順、胸悶、吸不到氧氣的情形。

這種呼吸障礙的症狀對於「清醒的患者」其實尚可應付，至多是多費點力去「呼吸」罷了，但是一旦他們要進入睡眠時，事情就變得很麻煩了，因為要動用到「額外的」呼吸肌群，是要靠「意識」去發出指令的。但是當你入睡時，「意識」的部分會逐漸消失而失去了發出「刻意呼吸的指令」，所以「呼吸」就會變得很困難。這類人常常會有一種好像呼吸會在睡夢中「停止」的感覺，所以肺部存有暑氣的人，有不少是會影響睡眠品質的。

心臟方面

只要到夏天的時候，就一定會遇到有患者跟我說，他好像得了「心肌梗塞」或是「心臟肥大症」，後來在我繼續問診下，患者就說他會有呼吸不順的現象，而且在心臟那一帶好像有一股「壓迫感」。我問他：「有沒有去醫院檢查過？」他說：「有的，醫生在照過『X光』後，跟他講說『疑似』有心血管疾病，在心臟的血管中可能有一條小條的血管阻塞。」我再持續追問：「那之後醫生是否有做其他進一步的檢驗？」患者才說沒有……。

其實X光的原理很簡單，就是利用一種穿透性較強的光線照向「檢體」，而X光「穿透」較軟的組織後，落在X光片上形成「光點」，若是遇到較硬的組織，如「骨頭」時，就會因為穿不過骨頭而在X光片上形成「暗點」，所以明暗加起來就是一副深黑色的「人體骨骼圖」，再加上淡淡的「水墨色內臟圖」。

換句話說，有很多軟組織因為「不夠硬」而被X光「略過忽視」，除非是較硬的腫瘤、血塊才能被照出陰影。所以光從「X光片」就能判定軟組織上有什麼毛病，這顯然是有點誇大，因此現在有很多西醫看完片子之後，都會加上「疑似」二字來做為註解，當然，如果看完X光片之後再持續追蹤的話，是有可能被驗出來真正毛病的，但是先決條件是要先遇上好醫生。有小部分的醫生真的過於武斷，光看X光片，就要安排開刀的時間和辦理入院手續，這點我實在不予苟同。

而且我覺得有時候西醫給予患者的病名也太過專業，比如「心臟纖維化」、「二尖瓣膜脫垂」或「心律不整」、「心臟肥大」等等，不過也的確啦，有些患者很愛追問「病名」和「答案」，認為醫生坐下來就要知道你生了什麼病，而不斷追問：「醫生，我怎麼了？」久而久之，醫生也只好先給一個「疑似的答案」好安撫患者一下，這一點患者也真的要負起一些責任。

在夏天時，暑氣由上走下，積於胸腔一帶，「熱氣」會造成一些肌肉組織的膨大，產生壓力，而這股壓力會占據「心肺」原來的伸展活動空間，進而造成壓迫，故言心臟一帶有一種壓迫感，這在夏天是很常見的，我也有遇過有的患者很相信醫生給的「病名」，我說這其實是一種「暑症」他也聽不進去，堅持說這一定是心臟有毛病，我說：「的確，如果真的是心臟本身的內部問題，光靠刮痧是沒有用的，所以我們來做個實驗，如果我用刮痧能讓你消除心臟壓迫的症狀，那表示你就可以排除『心臟疾病』的問題了。」後來經過了「刮痧散熱」的治療之後，他表示真的舒服多了，呼吸也能順暢了，這證明了此人只是純粹的暑氣入心罷了。所以建議各位，在開刀之前其實還有「餘裕」可以嘗試其他的方法來治療，未必一定要下「開刀」這帖猛藥，雖然「開刀手術」是人類在醫學上的突破，但是也必然會有它的副作用和風險存在，所以不必什麼都立即要以動手術來解決。

情緒方面

通常體內有暑氣的人，他的情緒會比較高漲，也容易有不耐煩和易怒的傾向，所以中暑的人，情緒往往會比平時更易發怒，和人起衝突的機會也比較多。很多患有暑氣的媽媽，會發覺為什麼最近和老公及小孩在情緒方面的功課特別多，特別是對小孩子的耐心會降低，也開始變得沒有什麼EQ去處理情緒上的事情，有時也會驚覺，平常不會在意的小事，現在為什麼就是忍不下來，好像有一股能量要爆發出來似的。天氣熱時，也常會看到有人因為塞車或某些交通問題，在路邊吵架。

這是因為體內溫度較高的人，神經活動會比較頻繁和活躍，所以只要再給予一點點刺激，就足以達到情緒上的「臨界點」，也就是所謂一個人的「引爆點」。因此當一個人的脾氣突然變壞或是不耐煩時，不要急著和周遭的人發飆，這或許只是一種「體內有暑氣的反應」罷了！

還有就是少吃刺激性的東西，尤其是會產生高熱的食物。如油炸物、酒類、辛辣物、檳榔等容易上火的東西儘量少碰，這些都是容易讓人抓狂的食品，當然還有就是千萬不要熬夜哦！

05 中暑對「腹腔」的影響

——「中暑」的所有症狀是會累加的！

若「暑氣」依然沒有得到舒解和治療，接踵而來的，就是會對「腹腔」開始發生影響。當掌管腹腔活動的神經元因高溫缺氧而變得不敏銳時，其相對的「自主神經系統」也會變得遲鈍和緩慢，有的甚至乾脆給它罷工起來！我要強調一下，「中暑」之症的所有症狀是會累加的，並不是說過了顱腔之後就沒有頭頸的症狀，過了胸腔就不會有胸腔的症狀。就算暑氣進到「腹腔」，之前的頭昏、噁心、精神不濟、多夢、胸悶、呼吸不順等症狀也依然不會消失。

食慾方面

有很多中暑的人，不懂得餓，只有在吃飯時間勉強吃一兩口便吃不下去了，有的甚至一兩餐沒吃都不自覺，這都是因為管理內臟活動的「自主神經系統」已經受到了「暑氣」的波及而變得十分遲緩，所以相對應的胃腸道蠕動也變得不敏感，有的幾乎是已經暫時喪失功能。對於無法蠕動消化的消化道器官而言，腸胃的「順向蠕動波」，也就是把消化完畢的食物和消

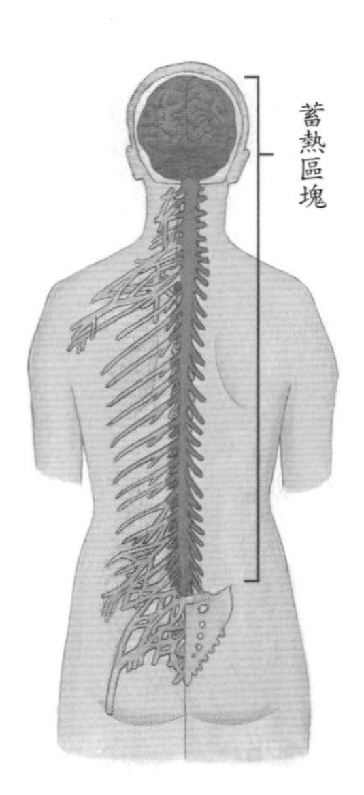

腹腔蓄熱區塊

化所產生的廢氣往下推送的動作已經完全停擺，此時腸胃道所蓄積的「氣體」將會充斥整個腸胃道，而這些氣體一旦壓迫到腸胃壁時，就會產生一種「飽足感」的錯覺，所以這些「腹腔中暑」的人大多是不會感覺到餓的！但實際上他們的細胞已經是缺乏養分的，因此這些人大多都表現得「手軟腳軟」的。

有趣的是，當在處理完他的「中暑症」之後，他就會立即感覺到餓，有的甚至在處理到一半時就表示這樣就ok了，他想要先去吃頓飯再說……。不過我還是會交代他，「腸胃」剛恢復了蠕動，不要吃得太多太快，以免又產生其他的症狀。

會嘔吐的暑症

之前有提過，上焦的中暑有些會有「噁心」的症狀出現，但是也僅止於噁心而已，並不會真正吐出東西來，不過有一種特別的狀況是會有「大嘔大吐」的情形出現，而一般有這種病症的人，大多都是「食客型」的患者居多。這一類人的食慾十分旺盛，就算不是很餓；在他們的認知上，他們不是為了餓而吃，而是為了「想吃」而吃，所以在不餓的狀況下還是會大量進食。又或者有些人，因為工作類型的關係，應酬較多，故「硬吃硬喝」的情形也會相對地比別人還要多。如果此時他們又因「中暑」而使得胃食道的蠕動停擺，這時候就可能會有「嘔吐」的情形出現了。

這種人的外表表徵很特殊，以手觸之會有一種肉質很紮實的感覺，以手指在皮肉上推之也不易推動，這是因為他體內的壓力已經很旺盛了，所以這股壓力往外推出時，使得他肌肉纖維已經事先被拉長而失去了應有的彈性，故以手觸之會「肉緊而皮繃」。

記得我第一次遇到這種患者時，我照舊為他做刮痧的動作，但進行到一半時，他胃部的神經因為受激而回復了認知，使得腸胃的感覺神經發現不能在瞬間消化這些還未消化的食物，故啟動了反射神經路徑刺激「嘔吐中樞」進行胃食道的反向蠕動，而開始了「嘔吐」的動作。不過，當時我還不知道怎麼向患者解釋這種情況，還好他表示吐完後覺得很舒服，精神也好很多了。不過之後，我只要遇到患者的身體表徵有這種「預候」時，我就一定會事先告知他，可能刮痧進行到一半時，你將會有「嘔吐」的情形發生，好讓他有個心理準備，請他不必太擔心。

腹脹型的頭痛

說到這種「頭痛」型態很特殊，因為我把它歸類為「中焦腹腔型」的頭痛，而非隸屬於上焦的毛病。

我簡略地說明一下，在人體體內的各個空腔中，存在著「空氣」其實是必要的，因為這股空氣的氣壓可以用來維持體內的壓力恆定，更可以讓人體保持固定的型態，以平衡抵抗外界的「大氣壓力」。

「氣體」的來源可隨著「吞嚥」的動作使之入胃，或是由食物與胃酸的消化而產生，以及腸液繼續消化食糜來產生氣體。這些氣體在進入腸道時，將會轉而扮演推動「糞便」向下行進的一股氣壓，以幫助排便的順暢，所以我們會發現，在排便同時會有排氣的現象。

之前有說過，「暑氣」會在中焦引發所謂的「廢氣蓄積」，而這些「氣體」會隨著腸胃道的蠕動波無法向下蠕動而逐漸累積，最後形成一股「氣壓」，這股氣壓在「中、下焦不通」的狀況下，就一定會往上焦的方向傳導。其實人體的各個空腔構造，就像是一個「密閉系統」一樣，所以這股壓力會老實不客氣地向身體的各個方向傳達，這當然也包括「頭部」，像這種「頭痛」就真的不能用「頭痛醫頭，腳痛醫腳」的方式來處理，因為病灶根本就不在頭部。

記得在十多年前，我的經驗尚淺時，就已經遇到過這種病例，我花了很多時間在處理他的「頭部肩頸」區塊，試圖減輕患者的頭痛症狀，但最後患者依然「頭痛如故」，直到我發現了這個原理之後，我才豁然開朗了起來。之後，只要再遇到這類的患者，我就直接叫他平躺，開始處理「腹部」的問題，而病人也往往會狐疑地看著我說：「醫師，我要看的是頭痛，不是肚子痛⋯⋯。」我真的能了解他的心情。

這一類人在外觀上有一特別的表徵，就是他們的皮膚都會隱隱「反光」。當皮膚因為內部的氣壓而往外膨脹擴張時，皮膚就會被繃得「較緊」而且較「光滑」，好像一顆被吹飽了的氣球一樣，在表面會有些微「反光」的現象產生，就和之前所說的「眼壓特徵」一樣！所以每次看到患者有這種「腹脹型頭痛」的情況時，我心裡大概就知道該怎麼處理了。

當然，這股不散之氣也可以壓向胸腔，造成呼吸不順的情形。有一次，我遇到一個患者，年紀約莫六十上下，是個身材嬌小的一位太太，她說她的呼吸時常很困難，醫生說她有過敏性的氣喘症狀，所以就開給她「噴劑」和口服用藥，我知道那應該是「支氣管擴張劑」一類的藥物。我問她：「吃了藥之後，手會不會有顫抖的現象？」那位太太說：「的確會抖，所以醫生不敢再開藥給她吃了。」我用觸診大約按壓了她的背肌，感覺上是有「氣脹」的問題存在，所以我那次的診療就專門把焦點放在她「體內氣脹」的問題，而不是針對「呼吸道」的毛病。果然，在「散熱釋壓」的過程之後，她就表示呼吸順暢多了。這個太太的確是有「過敏體質」存在，只是這次她的「抗過敏藥」對她的呼吸不順之所以沒效，是因為這一回的發病其實和「過敏」無關，只是純粹的「腹脹問題」引發的呼吸不順罷了。

傳統的「陽明實症」

之前有談到了「陽暑」，它的症狀表現就是會有「大汗出、大渴、大熱、脈大」的情形，這是因為受到外界高溫的直接加熱，使得人體體表的皮膚毛孔鬆弛擴張，汗水不斷由體內流失，但如果能及時施治，則症狀就僅止於表層炎症的範圍而已。不過要是任其暑熱繼續深入的話，「腸道」內的水分也會跟著流失，結果就會造成大便乾硬不通的「便祕」型症狀，像這種「大便燥結」的情況，會使得體內上下流通的機制停滯不前，胃裡面的食物也跟著變成了「絆腳石」，伴隨著內部的高溫及壓力，反向壓迫著橫膈膜和胸腔的「心與肺」，產生腹痛、胸痛、呼吸不順、神智不清的現象（熱入心宮），而這種症狀，將會表現得比之前的任何一個例子都來得劇烈許多。因為這種腹痛，可以痛到冒冷汗的程度，而呼吸可以鬱悶到快要斷氣似的，神智也可以到令人昏厥的地步。

這種狀況在傳統中醫的稱謂裡，就是所謂的「陽明胃家實症」，而處方也會由「白虎湯」轉為「承氣湯」來救治。當然一般的讀者不必深究之，只要有基本的概念即可，知道大致上有這回事，不要對中暑存有疏忽怠慢的心態就可以了！

中暑的「腹瀉」症狀

當「中暑、缺氧」的情形開始出現了「腹瀉」一症時，就表示現在「暑氣」已經到達了向下傳導的最後一站了，而在「中暑」的症狀中，「腹泄」是經常可見的……。

方才有提到「暑氣」會使得控制腸胃功能的「神經元」缺氧，造成「胃食道蠕動」的暫時停擺，但也很有可能會造成「腸道」功能的「蠕動紊亂」。正常而言，當含有許多水分的「食糜」到達「大腸」時，「食糜」在腸道中緩緩蠕動，有足夠的時間讓「食糜」的水分由「大腸絨毛」吸收，以回歸體循環內再使用。但若是腸道的蠕動過劇，食糜將會連同水分一起被排掉，如此便形成了「腹瀉」的情形。還有一種正好相反的情況，就是大腸完全停止蠕動，水分也無法由大腸吸收，直到腸道的內容物與水分變得愈來愈重時，腹瀉也就產生了。

只是上面所述的大腸道蠕動過快型的腹瀉，是會以排便次數多而少量來進行，所以患者會一直不斷地跑廁所，且一天可能會有好幾次。而這裡所講的腹瀉則是以「一次瀉光」的方式來進行腹瀉，且跑廁所前肛門會有一種「重量感」。但不管哪一種，這都是代表著「暑氣入腸」的情形。

或許有的人會認為，拉肚子就給它拉嘛，除了在工作時比較麻煩外，其他就好像沒什麼吧？說不定又可以順便減肥！是沒錯啦，中暑所造成的腹瀉，大多都不會很痛，但是問題並不在痛不痛或方不方便上的考量，而是身體用來穩定神經的「必需電解質」，將會隨著不斷的腹瀉而造成「電解質」快速流失。

足量的「電解質」可用以「穩定神經」，若是體內缺乏「電解質」，則神經放電的頻率將會變成「連續型」的放電方式，結果就是會造成相對應的肌肉群不斷收縮而導致「痙攣」，也就是俗話所說的「抽筋」一症，在中醫裡有的稱之為「轉筋火」。

一個缺乏電解質的人，白天「或許」不會有抽筋的現象。因為有些人的「電解質」雖不足，但依然可以靠良好的「血行運送速率」來維持各處神經肌肉所需的電解質供應量。不過，缺乏電解質的人，白天縱使沒有抽筋，但是卻會有一種心神不安、些微亢奮的「緊張感」出現。

一般人都多少有些經驗，就是當他們抽筋時，大多都是發生在「半夜」睡覺的時候，而且都是發生在「小腿肚」較多，這是有原因的。首先，當一個人在睡眠狀態時，他的代謝和血液循環都會大幅度地下降和變慢，所以一個缺乏電解質的人，此時就無法發揮「血行速度」的運送優勢，因此在距離「心臟幫浦」最遠的小腿處，就是首當其衝的「缺電解質」抽筋部位！加上半夜的時候溫度較低，而一般人體的肌肉遇上低溫時會有收縮的傾向，即中醫所言的「寒則收引」，所以距離心臟最遠的小腿，除了血液無法運送足量的電解質外，「血溫」也同時無法送達，如此更加大了小腿肚在半夜「抽筋」的機會。

清醒時的抽筋現象

一般而言，如果「抽筋」是發生在一個人清醒時，那麼此人的「電解質缺乏」現象已經算是非常嚴重的了，由於人體在白天活動時，因藉助地心引力的關係，流往兩腳的血流量是很多的，所以若是在白天清醒時發生抽筋，大多都是在身體的其他部位。

像有的人是在「小腹處」抽筋，有人是則是「手指」抽筋，也有的人會在「心臟一帶」抽筋而造成「心中緊痛」的感覺，有的人則會在精神上表現得很緊張和不安，甚至有精神異常的現象出現……。

在古方「桂枝龍骨牡蠣湯」中有記載，此方的適應症為：「少腹拘急、臍下動悸」，也就是指在「下腹」有抽筋的現象，而用此方可以有效地治療；或是說某人有「兩手撮空、循衣摸床、終日惶惶不知所措」的情形，這都是一種嚴重缺乏電解質的現象，此方亦屬可治。而此方中最重要的成分，就是「龍骨和牡蠣」二味，這就是屬於一種富含「電解質」的中藥類別，在古代的方劑是很常被用來治療神經性的抽搐和痙攣。

又在《溫病條辨》一書中，其下焦「痢症」篇有記載：「『熱邪』深入下焦，脈沉數，舌乾、齒黑，手指但覺蠕動，急防痙厥，『二甲復脈湯主之』。」這是指在四肢手指有抽筋的現象。又有一症「下焦溫病，熱甚厥深，脈細促，心中憺憺大動，甚則心中痛者，『三甲復脈湯』主之。」

所謂的二甲，就是「牡蠣」和「鱉甲」，而三甲就是二甲再加上「龜板」一味，這三者均是含有大量「電解質」的藥物。

當然，對於缺乏電解質的人，我們實不必要去搞什麼「鱉甲」、「龜板」之類的東西。現在便利商店中所販賣的運動飲料，其實就是一種「電解質」飲料，我們只要買回來，再加上溫開水稀釋，就能夠補充不足的電解質了，或是現在一般的西藥房，也有販售各種口味的「電解質水」，再不濟，用家中的鹽巴加入開水中，其實也就是一種電解質水。

只要是身體流失過多的水分，不論是過汗、腹瀉、嘔吐、失血等，都要適時補充電解質，以免產生其他症狀。

06 中暑的其他症狀
——明明是中暑，為什麼會有「寒象」？

「類感冒」症狀

照理講在夏天的症狀不應該是「傷寒」，而多是「傷暑」才是；但是在西醫的說法之中，卻有著一個名詞，叫作「熱感冒」。的確，「中暑」有的時候，會被誤認為是一種「感冒」的現象，因為它會有「表症」，也就是患者會有「怕風怕冷」的寒症出現，這一點和感冒實在極為類似，所以很容易就讓人據此判定為「感冒症狀」。

另外，中暑又加上了之前所敘述的頭痛、食慾不振、精神萎靡，然後再加上怕風惡寒的表症，如此更是讓許多人深信不疑自己是患了「感冒」，有時就連不少醫生也會被搞得莫名其妙。由於這種「感冒」有一些不尋常的熱症，的確有別於典型的感冒，而且又是發生於夏天，因此被西醫稱之為「熱感冒」。

但明明就是中暑，卻又為什麼會有「寒象」？以下所提供的研究十分珍貴，也請有興趣的讀者細細審視之。

原理：

1.人體的「橫膈膜」內層，也就是內臟層，它多為自主神經系統所管理的「平滑肌群」所組成，而在「橫膈膜」外層，則屬於「隨意肌」所組成的「橫紋肌群」，這兩組系統的確是被分為內外兩層，就如中醫所講的內屬陰、外屬陽的理論一樣。而這兩組肌群的「溫度探測器」也是分開的，但卻又同時互相聯絡。所謂的「溫度探測器」，簡言之，就是負責告知大腦現在身體的溫度是寒？是熱？是要加件衣服？或是可以少件衣服的「感覺神經接受器」。

2. 人體的主要「代謝熱」，也就是維持「體溫」的來源，大多都來自於「內臟」的代謝熱，故「體內層」原本的溫度會比「體外層」來得高。加上外部的「肌層」是屬於調節散熱的角色，所以也理所當然地，「體外層」要比「體內層」的溫度略低。故「體內略高於體外」的溫度比，就被大腦定為正常的適溫。我在這裡用一個簡單的數學公式來作輔助說明：「內溫－外溫」＝1℃，為適溫的正常值。（註：兩者差未必恰為1℃，只是方便性的假設）

3. 正常狀態下，當體外層的溫度只「略高於」體內層，或是與體內層「等溫」時，也就是「內溫－外溫」＜1℃時，大腦就會判定為「熱」。反之，若體外層的溫度遠小於體內層時，也就是「內溫－外溫」＞1℃時，則大腦就會判定為「冷」。但以上是在身體的「正常」溫度判讀下！

以下就來介紹當「不正常」時，會產生什麼狀況。

火極似水

在中醫有一種說法，叫作「火極似水」，感覺很類似「物極必反」的道理，意思就是指，當人體內部的熱度極高時，身體反而會有「發冷」的假象，就像我們一般感冒在發高燒時，身體不但不會覺得熱，反而會有一種「惡寒」的現象發生，這與「火極似水」都是同樣的道理。

我們從上述的簡單公式來看，假設「外溫」為正常值，但是「內溫」卻是「過高」的時候，「內溫－外溫」不但是大於1℃，而且將會是遠大於1℃。此時，依上所述，大腦將會把「內溫－外溫＞1℃」的感覺視為「冷」，甚至會是「很冷」！換句話說，這算是一種大腦的「誤判」表現，因為此時的「體表溫度」其實是正常的，而且周圍環境很可能正處於適溫的狀況下，但是身體的感覺卻是「覺得冷」，這個問題正是出在體內層溫度過高的緣故。所以綜合以上所言：「體內層的溫度正常，而體外層的溫度偏低；體內層的溫度過高，而體外層的溫度正常」，大腦對於兩者的判讀結果是一樣的，也就是——「冷覺」！只不過前者為正常生理表現，後者卻為不正常的病理表現。

由此也可以用來說明，為什麼我們在「發燒」時會覺得冷，就算穿上大外套或是裹上一條大綿被，都還是會覺得顫抖不已？因為這並非「體表」或「環境」的溫度真的過低，而是一種大腦對溫度差的「誤判」而已。

所以通常有「火極似水」的症狀出現時，就代表人體正處在「熱著深層」的現象，也就是臺語說的「燒腹內」！通常這就是體內熱量的「散逸管道」被某種原因給阻隔開來，造成了斷絕，使得體內層的溫度變得愈來愈高，在中醫則有「陰陽不交」一詞來形容此種現象。所以我再重申一次，當體內層的溫度遠大於體外層時，此時大腦的判讀會誤認為是體外層的溫度遠低於體內層，因為兩者都是「內溫－外溫」遠大於1℃之狀況，大腦很容易因此造成誤判。如果體內層的高熱可以順利地釋放到體外層時，就算內外溫度皆高，但這種人體特有的「火極似水」症狀就不會出現了。

一般會有這種現象，就是因為「血管內縮」所造成的。當血管因為過食生冷或是貪涼裸身，就會受激而內縮，而內縮就會造成熱量無法散逸出體外層，當內外溫度差一旦形成，就又會造成誤判而使得血管更加內縮，如此就更是處在「鎖熱狀態」。很多人在這種高溫下會有神智不清的問題，比如昏沉、囈語、吊睛、舌卷囊縮等狀況出現。

至於是否真為「血管內縮」的因素，我們可以自己於寸口處把脈來證明，「火極似水」的人通常會把到「沉而有力」的脈象。這是因為血管的「內縮現象」，使得脈管變得下沉、內縮而得到沉脈，有的甚至是得到「伏脈」，也就是血管深沉到幾乎快摸不到脈的感覺。另一方面，由於體內的溫度很高，所以心臟要搏動散熱的力道也會很強，故同時也會診得有力的脈壓搏動，兩者合一即可得到「沉而有力」的脈象。

當面對「火極似水」症狀時，就是考驗中醫師「診斷學」功力的時候了。若是醫師因為患者感覺冷而判定此人為「虛寒症」，開給實際上「快要熱死」的患者「燥熱藥」，那可就麻煩大了，因為這實在是「本末倒置」、「倒行逆施」之舉。有部分的中醫師對於患者「怕冷」的表徵很在意，所以心中縱有懷疑，也不敢很果決地開以「寒涼藥」來治療這種「類寒症」，在心裡並沒有十足的把握和依據之下，往往就搖頭晃腦地開了一堆有寒有熱的「藥圍」來了事，然後下次再繼續觀察……。

恕我才疏學淺，在西方的感冒用藥中，好像還沒有「辛溫藥」與「辛涼藥」之分，一些不管是感冒藥或是解熱鎮痛劑，它們的屬性其實都是歸類為「辛溫藥」，是屬於熱性的，所以當西醫把「熱感冒」判定為一般感冒處理時，很容易就會投予這類的藥物來治療感冒。

但是通常這些藥物，以俗語來說是比較「燥」的，所以服完之後，一些頭痛、咳嗽、打噴嚏的現象，的確會有所改善，可是藥物本身的熱性，會促使體內更加燥熱，反而會衍生出胸悶、頭暈，而且口渴不止的現象，甚至有的眼珠子的眼白部分都開始充血，令人望而生畏！其實這就中醫所謂的「丹毒」之證，也就是俗稱的「藥毒」。可見已經十分先進的西方醫學對於「暑症」的了解度，的確尚有死角存在。

而這一類「火極似水」型的病人，我實在遇過很多很多，最麻煩的是關於「觀念上」的溝通，因為我要先去說服他，你現在的冷，實際上是因為體內「過熱」了，所以不要再吃補了，包括一些什麼龜鹿二仙膠、麻油雞、薑母鴨、羊肉爐、藥燉排骨、藥燉土虱湯，都暫時不要吃了……，還有就是不要再沒事裹著厚厚的大外套，然後去泡溫泉。但對著一個正在「覺得冷」的人，很多時候是「他的事實」勝過「我的雄辯」，因為這種病情真是不容易去對患者解釋。

「中暑」與「發燒」的簡易區別法

通常我們感覺到自己的「體溫」不大對勁時，都會拿著「溫度計」或是「耳溫槍」幫自己量一下體溫，看是否正常。但往往量到的體溫只要超過37℃時，就會覺得自己一定是「感冒發燒」了，然後自己就替自己編織了一堆可能性的理由。比如可能是昨晚吹到風啦，或是睡覺時冷氣開太冷啦，或是在某個公共場合被人家傳染的……，然後到了內科診所就直接跟醫生說，我昨天因為某個原因，所以感冒了，如果又遇到對中暑症不熟悉的醫生，就會開了一些不對症的「感冒藥」讓你回家享用……。

其實會感覺到「發熱」，不是只有「感冒」才會，「中暑」一樣也是會的！但是這兩者的最大差別在於「溫度」的表現不同。

一般中暑的溫度，會一直維持在37～38.5℃之間，通常不會超過38.5℃以上。而感冒所導致的發燒，其溫度是可以「上上下下」的，且體溫可以由37℃輕易地飆到40℃的高溫！之所以會造成這兩者在溫度表現上的差異，是因為這兩者之間的「產熱來源」不同。

「中暑」的熱源是來自於「代謝熱的累積」，而這些「代謝熱」所能造成的溫度上升值是有其限度的，大約上升個1～2℃就差不多了。但是「感冒發燒」是因為外來的細菌或是病毒，以其所釋放的「酯多醣類毒」，使我們腦部的「下視丘恆溫器定值」上升，而身體誤以為「新的溫度定值」才是正確的體溫，所以身體就會不斷「自動產熱」來增加溫度，如顫抖、血管收縮、代謝加快等，而這個主動產熱值是可以高達40℃高溫的！

不過我也有遇過「中暑」不癒，後來引發其他的舊疾部位「開始發炎」，如蜂窩性組織炎的例子。一旦身體的組織發炎，其所釋出的「致熱源」，也是能夠影響「下視丘的恆溫器定值」，使得主動產生發燒，進而超過一般中暑的溫度上限。

所以，簡單地說，日後若是發現體溫維持在38℃左右的溫度，先不要急著吃退燒藥或是感冒藥，因為很可能只是「中暑症」罷了，可以用簡單的刮痧手法即可痊癒。

腹脹如鼓症

一般如果看到有人肚子脹得很大，我們都會直覺他是「腸胃」有問題，導致消化不良。是的，這並沒有錯，但是我就遇過好幾次「非腸胃問題」的腹脹如鼓症。最近的一次是一位年輕的媽媽，有一次她晚上來找我，說她肚子脹得很難過，問我是不是腸胃發炎或是消化不良？我秉持一貫的態度說：「我還不知道……」，我初步按了按肚子，雖然是很脹，但摸起來軟軟的，並沒有「實體」在腹中，所以初步排除有「便祕」或是「宿食不化」的情形，再者她以往的身體狀況不差，按上去也沒有塌陷的狀況，故也不會是肝臟問題所引發的「腹水」症狀。再問起她的內臟功能，讓我訝異的是，她不但食慾不減，而且排便亦是正常，那就代表胃腸的功能不受影響。我想了想，把了脈之後，發現脈搏的跳動速度很快，故定是體內的熱度很高所造成的「數脈」，我問她：「最近是否有熬夜？有沒有吃比較刺激性的食物？」她都說：「沒有，很正常。」在我百思不得其解時，她問我：「吃麻油雞算不算……？」

我看了她一眼，心裡很想說：「吃麻油雞不算，那吃什麼才算？」但是我還是面帶微笑地說：「是的，有算……。」

「熱量」會讓體內的空氣膨脹，就像熱氣球一樣，這個「氣體動力論」原理之前就有講過，故不再贅述，重點是以這位年輕媽媽為例，她的體內蓄積了熱量不散，雖然原因並不是中暑所引起的熱象，但只要是任何能引起高熱的因素，其結果皆是相同的。她因為「麻油雞」的燥熱不散（又是補冬惹的禍），造成腹部、肩頸、頭眼壓力皆同時上升，這時，治療重點並不是放在胃腸方面的如何施治，而是如何給她「有效散熱」，這兩者的方向是天差地遠的，此時我只以刮痧療法予之散熱，症狀立即改善且開始消脹，當然還交代她不能再觸碰高熱量、高油脂，和容易上火的食物後，才讓她回去。

痧疹原理與
刮痧應用

——醫術，要知道能夠做些什麼，
更要知道不能夠做些什麼！

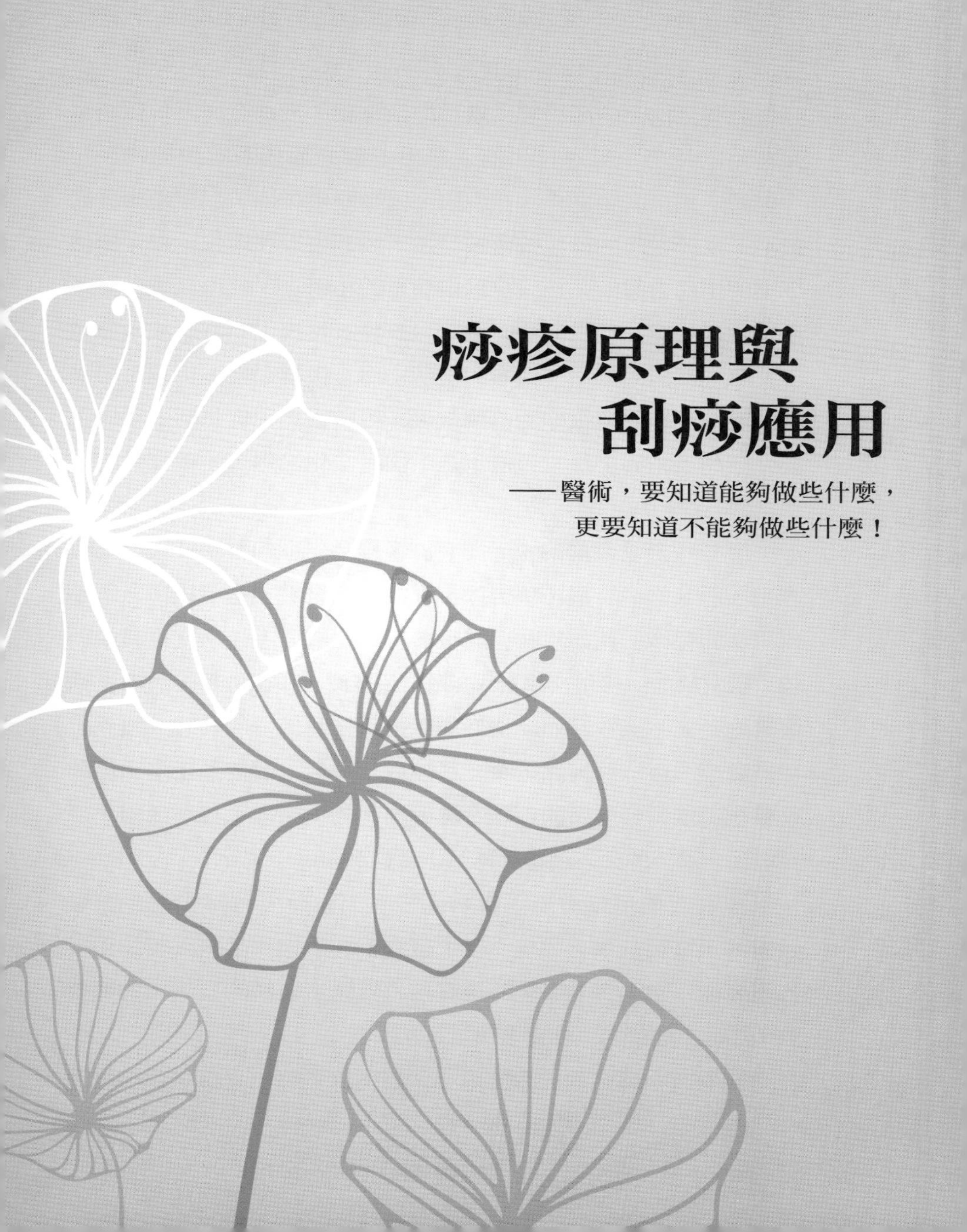

從前，古人在物資不豐富，手邊又缺乏工具的情形下，只好努力利用他們的巧思和不斷勇敢地嘗試，最終發展出各種簡單又實用的技巧，以應付生活上層出不窮的種種困難和挑戰，而「醫術」正是其中之一。在中國，因為歷史久遠，故醫術的發展很早，礙於當時的科技普遍不發達，我們可以發現到，現今流傳下來的中國古醫術，都只是以很簡單的小器具，就可以應付繁多而複雜的病症。如「針灸之術」只是靠著幾根「小針」或是幾粒「艾草」就能治療不少種類的疾病；而「拔罐之術」也只是用幾個竹筒，就能發揮很好的治療效果……。當然，也包括了我以下要介紹的「刮痧手法」，這也是中國古文化之中，一項寶貴的方便法門。

在科技蓬勃發展的今天，有許多極為先進的醫學技術已逐漸產生，而且之中有很多項，以古人的眼光來看，是可以稱之為不可思議的醫術。比如現在已經很普遍的「開刀手術」就是其中一種，還有輸血、移植、麻醉、X光、超音波、核磁共振、放射性治療等均是。不過在我們縱情仰賴先進科技及儀器的同時，我們也漸漸發現，醫師群裡開始有「科技取代人性」的情形產生，那就是醫生過度仰賴儀器的判讀，導致醫生的「醫術」日漸低落，現在已經有部分的人，由醫師轉為「資料判讀師」了。

現在我們可以發現，當病人去看門診時，有不少醫生已經是看著「電腦螢幕」或是「手上資料」在跟你說話，有時連正眼都不看你一眼，有的醫生甚至直接打斷患者病情的自述，對患者講：「你不要講話，你聽我說就好……。」

我有時在醫院的「急診處」，看到許多臉色發青、苦不堪言的患者，希望能夠即時得到一些救治，至少能夠暫時解除燃眉之急也好。但醫生還是只能面無表情地要求患者先去填資料、先去排隊抽血、然後再去放射科等待照X光……，好不容易患者耐著病痛，做完各項的檢驗之後，問醫生：「那現在該怎麼辨呢？」醫生卻說：「那就請再稍坐一下，等報告出來再做處理，報告大約再一小時就好了……。」這種現象就是代表著有某一部分的醫師已經過度仰賴儀器的判定，而逐漸喪失了直接由患者身上採取病情、探查資料的能力，而那就是「醫術」的部分。

小時候，每當我去看西醫時，或許是因為那時候的儀器尚不發達，所以醫師們依靠看診、觸診的機會還是很多。看著醫師或按或聽，或探查舌頭喉部，雖然沒有透過複雜昂貴的儀器來檢查，但往往都能得到相當正確的判斷，以及時做出處理，但現在這種景象，好像已經漸不多見了。

所以，「簡單的器具」或許不如「新科技」便利，但也永遠會有其「簡單」所帶來的優勢，那就是能夠保存醫師的基本能力和敏銳度。醫師靠著視覺、聽覺、問診、觸診，從患者身上採集資訊，再加以判斷，往往就能夠有立即性的、當機立斷診療效果出現。而「刮痧療法」便是簡單器具之中最為簡單的一種，甚至是一般民眾，也可以不用費力便能立即上手，而且不必透過儀器就能夠直接處理自己或是家人、朋友的病症。尤其是這裡所說的，令人莫名其妙的「暑症」。

以下，就要介紹如何以簡單的一片「刮痧板」，來治療處理種類繁多的「中暑」之症，但要說明如何使用刮板之前，我們就先來討論，到底什麼是「痧疹」？它的真面目又為何呢？

07 對「痧疹」的探討

── 痧疹真的是微血管破裂的現象嗎？

曾經，有一位放射科的檢驗師，時常來我們那裡做「刮痧」的治療，而且來了有數年的時光了，因為他算是一個「肉食性」動物，喜歡吃一些較重口味的食物，故皮肉的「厚度和密度」都比一般人要高很多，因此散熱的管道本就不甚通順，再加上他又兼有副業，以致於他時常要熬夜開夜車，往返花東或是中南部地區去處理一些事情，所以他比較容易有中暑缺氧的機會。

對他這麼一位老客人來講，「刮痧」的效果和安全性早已不用我來多說，但是他有一次去參加他們「醫療新知」的課程，回來之後就跟我提到，上次在課堂上，他們的教授說：「『刮痧』就是一種『微血管破裂』的現象，而且要是刮痧的次數多了，還會有讓皮膚纖維化的現象。」我一聽心裡想：「我的天呀！您閣下來我們這裡這麼多年了，哪時候讓您的皮膚角質化了呀？若是說到刮痧會令您的微血管破裂，那您早就應該失血過多而亡了吧？」

雖然我的心裡這麼想，但是我也是曾經受過「科學薰陶」的人，所以我知道，有一半的人是以「感覺」來主事，只要某事是他曾經經歷過而且認定後，那他日後對某事的認知，永遠都不會有任何的懷疑和動搖。但是對於另一種長期受「理論教育」的人，「權威的說法」總是會重新影響他既有的認知，他會因「說法」而動搖他既有的「經驗」，尤其對方是權威型的人物，顯然這位患者是屬於後者……。

後來，我還是很細心地對他一一講解，然後建議他少吃一些高油脂和動物性蛋白的食物，這樣皮膚就不會時常硬梆梆的了，這和皮膚角質化根本就無關，因為從我認識他的時候，他的皮膚層早就是厚而粗糙了。令我意外地，他的飲食改變，一陣子之後，皮膚也就變得細緻多了。

事實上，有不少人和這位患者一樣，對「刮痧療法」有著相同的疑問和擔憂，所以我覺得在「痧疹」的原理部分，有特別提出解釋和剖析的必要，因為畢竟至今還沒有人對於「痧疹」的原理提出較深入的研究，也難怪有許多人會有「望而生畏」的感覺產生。

很早以前，我就聽過西醫對於「痧疹」的看法和解釋，他們直言：「刮痧之後所出現的『痧疹』，其實就是一種『微血管破裂』的現象……。」說真的，當時我心裡對「痧疹」也還沒有切確的答案，所以我也只好暫時接受這個講法，但是我總覺得這種聽起來傷害性很大的「答案」，似乎與真相相差甚遠，但也是一時無可奈何的。經過了一段不算短的時間之後，我心中終於也有了確切的答案，而現在，在提出我的研究結果之前，我要先以幾個重要的「反問」來做為切入點。這都是經過無數的人體治療，所歸納出的結果集結而成的，供予各位作個反思和進一步的辨證。

未必每個部位都會「出痧」

在我們治療的經驗裡，這是每天都會遇到的實例，就是以「同一個人而言」，在他的身上刮痧之後，未必每一個地方的出痧量都會一樣。不只是出痧量，連痧的分布範圍、顏色深淺都會有所不同，而且有趣的是，每一個出痧的區塊，都是在患者特別不舒服的地方。比如說若是左肩比右肩痠痛或是僵硬，則刮出來的出痧量「鐵定」是左肩比右肩還要多；或是患者有胸悶的症狀，則在背部「對應胸肺」的區塊刮之，也是一定會比其他地方的出痧量要來得多而明顯。甚至有時候，就只有在某一特定區塊會有痧的出現，且其痧疹的紅色邊緣，與正常皮膚間卻又壁壘分明，也就是說在這個邊緣之外健康的地方，一點「痧」都不會被刮出來。

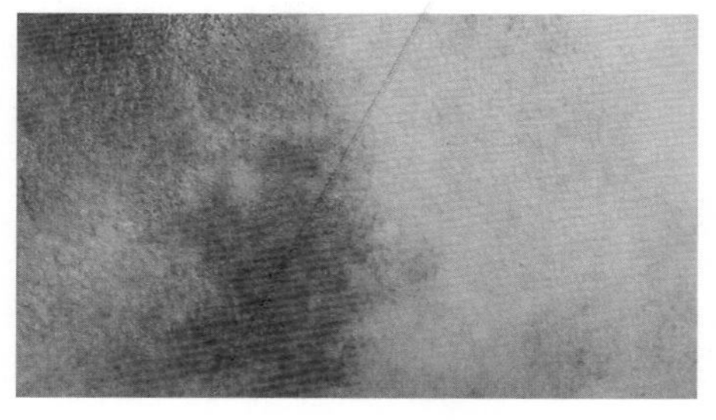

壁壘分明的痧疹

很多時候，當我在替病人刮痧時，我也會反過來，隨著出痧的情形和分布來反推這個人「中暑的時間」和「發病的類別表現」，而病人往往都會很訝異地表示認同我的推斷。然而，這也只是病患的自體所提供給我們的資訊罷了，也因此，它的準確度是極高的。故我通常都不會在一開始就跟病人講說你的情形是怎樣如何……，因為我不喜歡用我的主觀意識來幫患者的病情「下定論」，因為這很容易產生錯誤的判斷，反而是藉著患者的症狀反應來自行告知最為準確。

有不少人曾問我：「皮膚不是只要一刮它，就一定會有痧嗎？」這個問題我雖然已經私下聽過N次了，不過我還是樂於讓患者自己做實驗。我讓他在自己身上任何一個「無病之處」隨便刮，結果就是，就算他已經覺得刮到快要破皮了，也依然不會有任何的痧出現，只會呈現一些「粉紅色」的痕跡而已。以下就是我所要提出的問題之一：

Q1 如果說刮痧會讓「微血管破裂」，那麼照道理說，應該是刮任何一個地方都會破裂而出痧才是呀？但為何「痧疹」的是否出現，會有如此的差別性和選擇性呢？而且是以同一個人體標本而言！

同一個區塊，「出痧量」會隨病情好轉而減少

這是我對每一個回診的患者要先觀察的事情之一，就是看他這次的出痧量和痧的色澤，和上次痧疹比較有何不同之處。對同一個人而言，他的「痧疹情形」會隨著他病情和散熱狀況的好轉，而出痧量明顯變少、顏色變淡，所以我只要隨著此人的出痧狀況，就能大致掌握他的復原程度和進展，而這幾乎已經成為每天必做的基本功之一了。

由此我要提出第二個問題：

Q2 如果刮痧後的痧疹，只是微血管破裂的現象，那麼，照道理講，對同一個人而言，每次刮痧之後的「出痧量」和「色澤」應該都是一樣的吧？那為何會有出痧量「多少」和顏色「深淺」的問題？而且是會隨著病情而增減。難道「微血管」

會看它的心情破裂和變色嗎？

出痧的立即性

每次只要看到進來的患者，是一臉倦怠、精神不濟，一副就是「我中暑了」的樣子，我就會直接告訴他，你缺氧的情形很嚴重哦！可能刮一下子就會出痧了……。其實像這種嚴重缺氧的患者，我大多只要刮上個三板，就一定會有「痧疹」的出現，而且在力道不須很大狀況下就能產生。這是可以自行做實驗的，有興趣的人可以自行試之。

這個問題就更為顯而易見：

Q3 難道說，「微血管」會脆弱到這種程度嗎？竟然連刮個一、二下也會破裂？那也太扯了吧！

出「痧」後的療效

這一點其實就是「刮痧手法」在民間最能屹立不搖之處，原因就是在於它的「效果」。絕大多數的患者，在他的痧疹出盡之後，往往便能有立即性的收效，甚至就能馬上精神奕奕地去上班上學，或是去……打牌！我就遇過一個阿桑，她一來就要求我馬上幫她刮痧處理，我問她：「什麼事這麼急？沒時間的話晚點再來也可以呀？」她說：「不行啦！因為打牌打到一半，一直頭暈眼花坐不住，頻頻放槍，所以趕緊來這裡刮一刮，好回去雪恥再戰……。」我那次也很識趣地讓她插隊，好讓她快點回去一償所願。

有些人其實並不是很在乎「痧疹」的外觀有點嚇人，只要是能夠立即有效地解決他的病痛和不舒服就可以了。更何況在皮膚上的「出痧」也不過是短時間內的事，只要過了幾天，痧疹就能夠完全褪去消失，在皮膚上絲毫不留痕跡。曾經有一個病人，他針對這個問題講了一句鼓勵我的名言，那就是：「有什麼關係呢？我們生病的人，要的是『效果』，而不是一個『沒效』的好理由！」

是的，我至今依然一直記得這句話，同時也把它做為我向前邁進的座右銘，再次感謝這位大德。

在這裡我所要提出的問題是：

Q4 如果「刮痧」的動作只是純粹「破壞組織」的行為，那又為什麼會有「療效」出現？就算「刮痧的行為」真的會使「微血管」破裂，但是卻有其實際的「療效」存在，而且又不會有任何的副作用產生，那麼，「刮痧」又何罪之有？就算是「開刀吃藥」，大家也都知道有其明顯的副作用及風險，卻依然大行其道，即是如此，那又何必在乎沒有任何侵入性的「刮痧療法」呢？

痧疹的「散熱現象」

這一點或許是很多人沒有去注意到的現象，那就是當我們幫一個中暑的患者刮完痧之後，他背後的痧疹不但會發紅發赤，而且還會冒出陣陣的熱氣。如果把我們的手放在這一片痧疹之上，就能明顯地感覺到有一股熱氣正在一陣陣地從「痧疹」中釋放出來，有時候縱使不用完全接觸，亦能感受到這一股源源不絕的熱氣。

像這種「立即性」的散熱現象，我最喜歡把它當成「親子性」的教材，我記得有一個媽媽帶她的小孩子前來看診，在看診過程中，媽媽還是幫他提著大包小包的書籍，而他們談的話題也是圍繞在小孩的課業方面打轉。我交代他媽媽：「刮完痧之後，你兒子會有一股放鬆的感覺，這個時候會很想要睡覺，如果待會你們回家之後，能讓他休息一下是比較好的！」但是這位媽媽卻說：「哦，沒辦法啦！等一下還要去上補習班的英文課……。」

這個時候我就趁機叫她媽媽去摸摸看他兒子背上近乎發紫的痧疹，體驗一下那股陣陣的熱氣蒸騰，他媽媽意外地嚇了一跳，問說：「怎麼會這樣？」我就跟她說：「因為現在的都市小孩普遍缺乏運動，肌肉群都在缺乏拉伸動作之下，變得愈來愈緊繃，所以他皮膚表層的『散熱機制』受到了阻礙而變得不良，加上長時間的上課及勞累所產生的熱量，一直累積在體內，久久不散，因此他的身體已經因為高熱而缺氧很久了……，現在我幫他刮開之後，熱量就找到了出口，所以會源源不絕地從體內冒出來，這就是妳現在摸到的熱氣……。何況小孩子在缺氧的狀態下，腦細胞也會變得不活絡，書讀再多也是記不住的，只有徒增小孩的挫折感罷了……。」媽媽聽了之後，想了一下，說道：「好吧，我等一下給老師請假，讓他休息一天好了。」

像這種情況在現今社會已經變成了一種常態，這個小孩的情形已經不是什麼特例了。記得我還在讀小學的時候，某次我們的體育課「又被」老師拿來當成數學課，我當下和另一位男同學的臉色、態度均十分不高興，結果就被老師叫住，然後當場臭罵了一頓，內容不外乎就是講一些什麼「這是為你們的將來好」之類的東西，結果那一節數學也沒能上成。現在想來，這個老師在那個年代也算是一個盡責的老師啦！不過也同時反映出一件事，就是教育一直沒有看出「體育活動」對小孩子的實際用處和健康方面的取向，故才會被視為「次要的」課程，就算上了課，也從不注重課程的趣味性，只會讓學生覺得「體育課」是一種「能避則避」的負擔罷了……。

言歸正傳，我現在所要提問的是：

Q5 如果「痧疹」是純粹的「微血管破裂」，那為什麼會有陣陣的熱氣釋出，這又有什麼特別的意義呢？

痧疹的「色澤表現」

有很多常來找我們保養的老客人，最常和我們講的老笑話就是：「唉喲，我們每次來這裡被你打得『黑青瘀血』，最後不但要拿錢給你，而且還要跟你說謝謝！」我也總是笑說：「拜託，打人的人也是很耗體力的好不好？」要不然就是患者會說：「哦！糟糕！我忘了帶外套來，等一下我這樣『全身瘀青』的出去，一定會被人家誤會是『家暴』啦！」我也只好回說：「哈哈！我是故意的，別人如果問起，記得要幫我們打廣告喲！」

這雖然只是一個我們平常在工作上的小笑話，但是同時也顯示出一件重要的訊息，那就是「痧疹」的色澤問題！患者所面對的明明是「赤紅色」的痧疹，但卻是習慣性地用「黑青瘀血」來稱呼它！其實這在本質上是有很大的差別的。在中醫理論裡，黑青的色澤屬於「陰」，而赤黃之色則屬於「陽」，在屬性上本就不同，但在這裡先不論「陰陽」這兩個虛字，我們純以「西方生理學」為根據來討論之。

當我們人體受到任何的外傷時，血液因血管破裂而溢出管外，此時這些血液中的血氧，會被臨近的組織所吸收利用，就會變成「缺氧血」，而缺氧血的顏色一定是藍色的，絕非紅色的。

另外，在人體的設計上，含有「充氧血」的「大動脈」如果因外力撞擊而破裂，那將會大量失血，對我們的生命造成嚴重的危害，故「動脈」在人體的設計上，是深置於身體內層的！那些分布於體外的，大多就只會是含有「缺氧血」的「靜脈群」。所以若體表遭受到撞擊，大多都只會使靜脈破裂而流出「缺氧血」。據我們所熟知，「缺氧血」的顏色，也正是呈現「藍色」的，所以才會被人們稱之為「瘀青」，對吧？所以假設血管因刮痧的動作而導致破裂出血，那也應該是藍綠色或是青黑色的吧？

由此，我所要提出的是：

Q6 如果「痧疹」真的是一種微血管破裂現象，那它為什麼會是「紅色」的？

「痧疹」不會痛

這是最簡單，也最容易辨認的一點。當我們體內受到了損害，比如說某個「器官」或「組織」受到了「破壞」，導致血液流出了體外，我們體內的「感覺神經」都會探查到這些受損組織所放出來的「化學物質」，進而通知我們的大腦，告知我們的身體某處受到了損害，需要即時做醫治和處理。而這個「神經訊號」所表現的形式，就是以「痛覺」來呈現！這是一種令人難以輕忽的「感覺」，令人不得不優先對它做處理！

所以，顯而易見地，若是組織有任何受損，就一定會有「痛覺」，但是，對著剛刮出來的「痧疹」，我們就算很用力地按壓，也是依然不會有絲毫的痛覺！所以我敢很肯定地說：「『痧疹』絕對不可能是一種「破壞後」的傷痕！」您若不信也可自行試驗之。

「痧疹」的真面目

「動脈」中的血液，是正要把「氧氣」運送給身體組織細胞利用的「充氧血」，而「充氧血」的顏色就正是「鮮紅色」的，當血中的「氧氣」被組織細胞利用過後，便會轉為藍色的「缺氧血」由靜脈送回體循環，再交由肺循環而重新充氧。所以動脈中的血液，其所呈現的顏色正是「紅色」。

另外，記得我們在之前有提到，我們體表血管的構造，是會由內而外，穿過皮下的脂肪組織，分布在皮膚的乳突部分，也就是在於體脂肪的上層，形成一連串的「血管叢」，這些「血管叢」的流速變化可以很大，它可以從零至占心輸出量的30%以上。依實驗報告指出，在短時間內把身體內部這麼大量的血與熱，給帶到體表皮膚與周遭環境做輻射、傳導或對流的作用時，它的熱傳導速度可以增加「八倍」之多。

所以當我們以「刮板」在皮膚上刮動時，其實就是一種對表

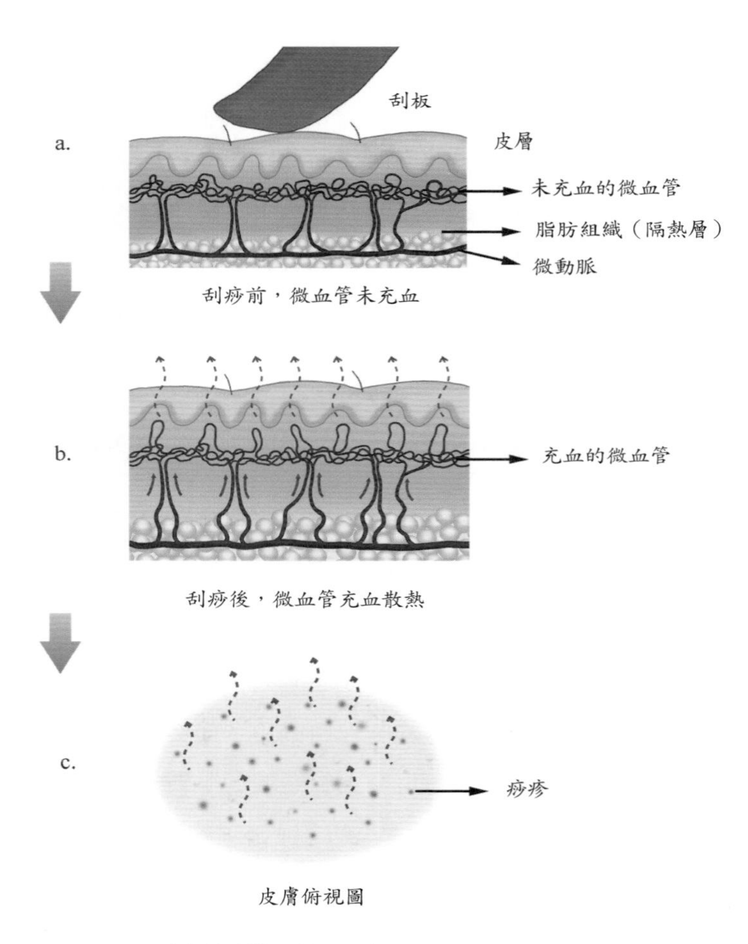

刮痧前後微血管的變化及俯視圖

層血管的刺激，其目的有二：

1. 能夠使表層肌肉的緻密度降低，讓縮至皮下的血管叢能夠順利外浮。

2. 能夠刺激皮層血液循環加快，使脂肪層下的微動脈充血外浮。

　　這就好像護士在替人注射點滴時，會先拍打病人的皮膚，使血管較易外露上浮的意思一樣！很多中暑的患者，就是因為暫時喪失了血管自動外浮散熱的能力（如陰暑），故需要外力來幫助其血管外浮，而刮痧手法正有此功效存在。

而這些在刮痧後爬滿皮層的「微動脈」，看起來就會像是紅色的「顆粒沙點狀」。這些微動脈中的血液，由於從內層浮出，早已經蘊含了很高的「代謝熱」，所以若以手觸之，就會感受到陣陣的熱氣從這片「痧疹」中不斷釋出。

故我們就能夠理解，為什麼「痧疹」不是「青黑」色，而是「紅赤」色，而且會有「熱量」從中散出。另一方面，因為這只是「微動脈」的外浮現象，而不是「血管的破裂」，故以手按之也不會有任何的痛感產生。

當這片「痧疹」以快於平常「八倍」的速度散熱時，身體內部所累積的熱量便能很快地從體表散失，進而達到快速「降溫」的效果。一旦體內的溫度下降，血液的「氧合濃度」就能馬上上升，大腦就能恢復正常的充氧量，讓精神及各方面的機能重新恢復……。故言「痧疹」有其療效，就是源自於此。

有趣的是，以上關於「痧疹」的真正答案，早在「西方生理學」中出現過，只是很少有人去做聯想罷了。早期，還沒有任何「退燒藥」的發明，人們生病發燒時，醫生只要看病人的皮膚上出現「潮紅斑點」，就能判斷病人正處於「退燒」的狀況。據研究指出，這些紅斑，其實就是一種「微動脈外浮」的現象，也就是身體自行散熱的一種反應！這在早期的西方生理學中就已經有記載的資料。

所以，「痧疹」的真相，其實就是「微動脈的外浮」現象！

刮痧功效的基礎原理

「刮痧」這個舉動看似簡單，但其所蘊含的意義卻是非凡。而它的效用，可以從各方面來討論。

刮痧祛暑

刮痧能讓血管外浮、流速增快，使得體內代謝熱能很快地從體表散失，以達到血氧提升、神清氣爽的功效，「刮痧祛暑」就是以此為主要功效基礎。要讓人們能夠拋開對「痧疹」的恐懼，就要事先讓大家了解痧疹的真面目，才不會讓人望「痧」而怯步。由於散熱的「速率」與痧疹的「面積」成正比，所以若是中暑嚴重者，其實能夠有愈大的出痧面積是愈好的。刮痧治暑的重點是什麼？怎樣刮才會快速退熱呢？我只能套一句KUSO的廣告用語來說明，那就是「痧很大！」

通則不痛

其實「刮痧療法」不但對「中暑」有很好的療效，事實上它對身體各處的「疼痛」，也有極佳的效果。不管是中醫或是民俗療法之中，都有一句「例牌話」，就是：「痛則不通，通則不痛。」人體需要時時維持體內細胞的功能和生存，所以也需要時時靠血液來「運送養份」和「帶走廢料」，而這個血液循環只要一停止，就很有可能會讓細胞無法執行其功能而危及我們的生命。故只要循環一「不通」，「感覺神經」馬上就會對「大腦」提出警報，而且還是以最讓人討厭的「痛覺型式」來執行，故會有「痛則不通」的現象發生！我們若能以刮痧的手法來刮鬆「過於緊繃」的皮肉筋膜，那麼對於血管的暢通將會很有幫助。而疼痛也會隨著刮痧的動作，漸漸使得「痛覺」消失不見，以達到「通則不痛」。

促進血管運動

刮痧亦能對「血管」產生刺激，使之強化「血管運動」，進而加快血行速度而行血，使血流旺盛而能通閉塞。不知道你們還記不記得已故的「臺灣經營之神一王永慶先生」？他每天早晨做的第一件事情，就是他的招牌養生運動「毛巾操」。其實「毛巾操」就是利用毛巾粗糙的表面，來對身體的體表各處作一刺激和磨擦，如此同樣會有「促進血管運動」的功能產生。對於自體代謝緩慢的老年人而言，毛巾操的確有助於維持他的細胞及各項功能活絡，至於它的功效，我們也可以由王永慶先生的高壽來證明了。還有，不管是坊間所流行的「拍打法」或是「刀療法」，雖然我沒有仔細去做過實驗，但是在某個程度上而言，應該還是以「刺激血行」功效為治療的基礎。

注意，市面上還有販賣一種「拍痧棒」的治療器具，它是以許多竹子細條圍束成棒狀，用以拍打身體，幫助出痧和促進循環所用。如果「拍痧棒」是用竹子為材料做成的，我想那是沒問題的，因為竹子的性質輕而有彈性，打在身上確實會對「外部肌層」產生刺激而收效。但是另外有人發明了一種，以「鐵條」製成的「拍痧棒」，我就覺得疑惑了，用這種拍痧棒打久了，或許可練成「鐵布衫」，但絕對拍不出「痧疹」的。原因是出自於「鐵條」的重量過重，打在身上的力道不會停留在肌層之上，而是容易貫穿而入，所以若把它稱之為拍痧棒，我覺得是不合宜的。因為前一陣子，正在流行這種鐵製拍痧棒的時候，我就時常遇到身上被拍得青一塊、紫一塊的患者，那就確定是血管破裂無疑。在我問明原因之後，原來正是這種「鐵製拍痧棒」惹的禍，這種拍痧棒在拍打之後，除了會有被拍打的人要治療瘀傷的問題，連那個幫人拍打的人，也要一起治療「手腕扭傷」的問題。

通暢血路

在刮痧進行的同時，一定會有某種程度上的痛覺，而「痛覺」本身就能刺激血流的加速和發汗的情形，所以人類才會有「痛到冒汗」的生理反應出現。另外，亦有人會認為「刮痧」是運用「痛覺」來產生「腦內啡」或是其他「止痛物質」的釋放，進而達到舒緩疼痛和身體不適的功效。但是我覺得「內分泌」的效力是有「時效性」的，當它被身體內的細胞消耗殆盡之後，照理講「疼痛感」一定又會再出現，但「刮痧」手法若是做得完全，痛感幾乎是不會再出現的，所以「刮痧」的效力應該是基於「通暢血路」的作用居大部分，而不只是刺激內分泌的生成，更何況，「刮痧」所帶來的痛感事實上並不是很高。

所以，「刮痧」的用法，除了可以治中暑外，也很常用來治療「氣血不通」所衍生的種種疾病，如頭痛、腰痠、肢體疼痛、運動傷害、疲勞不易恢復等等的症狀。

08 對「刮痧療效」的探討

——刮痧的療效基礎建立於疏導、活血與散熱。

「刮痧」效果與刺激「穴位」有關？

在傳統的中醫之中，具有六大技法，此六大技法分別為：「砭、針、灸、藥、按蹻、導引」，以往在不少中醫書籍中，「針砭」時常被拿來並稱，就和「針灸」一樣，但是有學習過「針灸」之術的人就知道，其實「針」和「灸」是兩種不同的治療技術，「針」是以銀針刺於穴內而取效，而「灸」是以艾粒置於穴上「溫燒」來取效，兩者或可搭配使用，但卻不是同一回事。

同理，「針」與「砭」亦是兩種不同的治療技術。以前曾有一個教中醫的老師跟我說：「『砭』也是『針法』的一種，只是古代的人還沒有用『金屬針』來替人診治，而是用石頭來製針的，故以『砭』為字。如今看來，這似乎只是一種從字面上的誤解罷了。」

其實「砭法」即是「刮痧法」之古稱，也就是以片狀的「砭石」來進行刮治的療法。而它立於這六法之首，由此可見它的常用及重要性，只是後來的中醫師或許嫌它的器具太過於簡易寒酸，而逐漸棄之不用。事實上，「刮痧」乃正統中醫療法中很重要的一種技術，然而，我所要特別拿出來討論的是，由於「針灸或針砭法」時常都是並稱的，所以對於後來開始致力研究「刮痧手法」的人，仍舊不免存在著一個難以跳脫的窠臼，那就是依然覺得刮痧療法的「效力基礎」，還是在於「刺激穴位」所得來的！

我參考了不少與刮痧相關的書籍，其內容大多還是跳脫不了古中醫「十二正經、奇經八脈」的舊論，而且依然還是教人「如何刺激某個穴位來取效……」，我個人覺得，其實這並不是刮痧療法的主要功效，如果「刮痧手法」是以激穴道來取得效果，那麼「刮痧手法」絕對好不過以「銀針」直接扎穴和以「艾粒」直接熱灸透穴的效果。

「刮痧」的療效基礎其實是建立於方才所述的幾點，也就是以「疏導、活血、散熱」為主，而與「穴道」是無關的。何況「刮痧療法」最令我鍾愛之處就是其「便利性」、「安全性」和「簡單性」，且時常能發揮其「以無招勝有招」的妙用，不像是學習「針灸」之術，一定要熟背十二正經、奇經八脈是哪幾條？而它們的走向循行又是為何？每條經絡上的穴位名稱、功用主治、用針深淺、用艾壯數、何穴禁針？何穴禁灸？表裡原絡刺法為何？用針手法又要怎樣？

講真話，要一般民眾學會認穴，實在是足以讓人一個頭兩個大，如果一般人真能學到認穴精準、穴位功效皆能清楚的地步，那我覺得，以手指按壓或是以銳物刺激穴道，就能取得良好的效果了，根本就不必以刮出「痧疹」來收效，而有興趣者亦可乾脆「習針灸以自療」就可以了。

「針灸取效」的原理

在這裡提供一些「針灸方面」的個人研究，給讀者當作一些簡單的參考和比較。當然，我將會儘量省去專有名詞和微觀世界的內容，好讓讀者能更輕鬆地了解它的本質為何。若有興趣的讀者請自行查閱「生理學」相關書籍。

我們的神經傳導，最重要的主角當然就是「神經」了，「神經」的角色，和「電線」很像，它也是靠「電」來傳遞訊號的，而我們的「神經線」，並不是一整條長長通到底的，它是由數條的「神經線」連接而成，然後一直連接到所要「傳達訊息」或「控制運動」的地方為止。我們身體的神經傳遞「速度」並不是每條都相同，而它們也和真正的電線一樣，是有分粗細的，當然較粗的神經在單位時間內所能通過的電量較多，故傳輸訊號的速度也會較快，反之細的神經傳遞速度就較慢。

一般神經的傳遞方式，是以「擴散式電位」傳導，也就是由這個電位引發隔壁的電位，以此類推、接連相傳，這就好像是每個人以肩並肩的方式徒手傳遞「物資」的感覺。但是人體很聰明，它在神經的外層發展了一種很類似包覆在電線外層的「橡膠膜」，是由一種叫做「許旺氏」的細胞所形成，它是具有絕緣功能的「髓鞘」。但是每段「髓鞘」之間都會露出些微的距離，稱為「蘭氏節」，可以供以發生動作電位，所以它之後「動作電位」的產生方式，就是以一種「跳躍式」的傳導，以這個「節」跳到另一個「節」，像這樣的傳導方式就很像「烽火臺」般的訊號傳遞法，這可是比肩並肩的傳達方式快上許多倍。

在人體之中，比較大條的神經線均會包覆著一層「髓鞘」，但是較小條的神經類型就沒有「髓鞘」構造。

剛才有說過，在每條神經之間，均會有所相連。一條神經的頭部為「神經元」，呈樹狀，故叫「樹突」，而中間就是神經線，稱為「軸突」，而神經的尾巴就叫做「突觸」。一條神經的尾巴會與下一條神經的頭部相連以繼續傳達電位訊號，但是在這一個頭尾相接的區塊，是沒有任何「髓鞘」，也就是沒有「電火布」的包覆，所以這個區塊，會形成一個裸露的「神經節」區塊，而若聯結了一條以上的神經參與，就會形成「神經鏈」的構造。

我在這裡簡單介紹了「神經的構造」其實是有目的的，因為若我們拿西醫的「神經分布圖」來參考的話，將會發現，在我們背部的脊椎兩側，有許多的「神經節」依次排下，形成了重要的「交感神經鏈」。而若是將這個「交感神經鏈」拿來與中醫的「經絡穴道圖」一比較，我們將會發現，這些「交感神經鏈」的各個「神經節」位置，與「足太陽膀胱經」的各個循行穴位不謀而合！由此我們能推斷證明一件事：

「穴道」＝沒有髓鞘包覆的「神經節」＝神經與神經間的「交會點」

記得我在「探索頻道」看過，西方科學家做了一個實驗，就是以某種能敏銳感應能量的儀器，去偵測人體的全身，結果在儀器的顯影上清楚地看到，人體的身體上有許多「亮點」出現，而其位置正好與中醫的各個「穴位」一模一樣，所以，這又再一次地表示，每個「穴位」其實都代表一個「縫隙」，讓能量於此釋

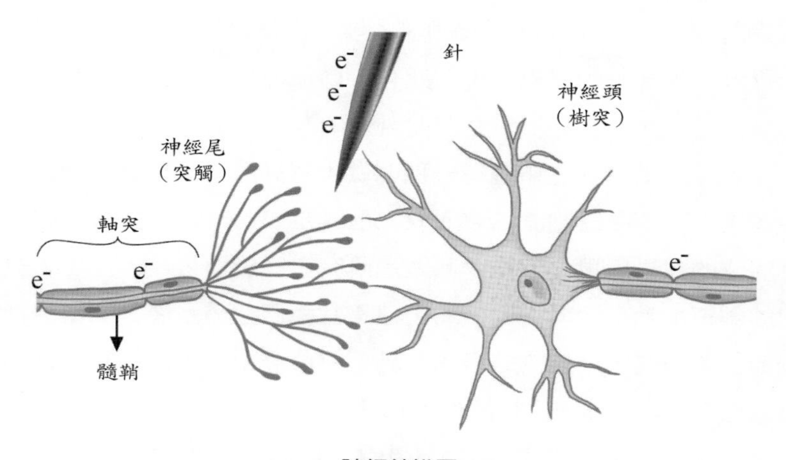

神經結構圖

出，最後被儀器所探測到。而這個部分，只有沒被「髓鞘」包住的部分，也就是「神經節」才有條件可以成立。

說了這麼多，「假設」穴道就是裸露的「神經節」的話，我們以一枝細細的「金屬針」由外插入這個神經節中，就能有刺激和干擾「神經訊號」的效用，這將是成立的。在中醫有所謂的「行針手法」，也就是靠彈、挑、撚、轉、探刺等手法來刺激神經的傳達訊號，以達到刺激神經、反射治療的目的，而依手法的不同，可以對神經發出方形波、弧形波、直流電或交流電等不一樣的電流訊號，以達到不同的神經反應，如寒熱補瀉、燒火山、透天涼等手法。

當然，在行針的過程中，有些人會對這種痠痲的感覺很排斥，所以後來又陸續發展了「針灸同用」的方式，就是以「員利針」扎於穴道之後，將「艾粒」置於針尾上燃燒，以灸火的溫度透過針來導入穴道中，做為刺激神經的方法，如此就可以避掉「行針」不舒服的過程。現在亦有人以電線夾於針尾，以電流的激來代替行針或是灸火，效果也是極好的。

在中醫的針法之中還有一種叫做「留針法」，也就是把針置留於穴上，不須靠刺激它來取效，但雖是如此，卻也能有「緩止疼痛」的效果出現。我也對此做過研究，一般而言，「痛覺」發出的神經衝動是頻繁而劇烈的，但是當我們把「金屬針」留於神經節上的時候，就能夠讓多餘的神經電荷經由這根針引至體外的無限電容，如此神經訊號便能逐漸趨於緩慢而終能「減痛」。

不過，要是引起病痛的「源頭」是針灸無法消弭的種類，如「實體」的血塊瘀積，或是腫瘤壓迫之類的病因，只要抽掉了「針」，這個病源終究會再發出痛覺訊號，讓病痛再起。所以有人在針灸完之後，隔天又會開始痛了，若是病情較嚴重者，有些甚至是拔完針馬上就開始痛了！所以「針灸之術」亦有其力所不及之處，若光靠針灸來抑制痠痛，沒有趁機找出病源的話，要想讓疾病完全根治，是有困難的。

至於「灸法」亦然，「灸法」也就是利用燃燒「艾粒」所生出的熱，緩緩地透肌而入來治病，這是一種以「熱能傳導」來影響「穴位反射」而治病的方法。但若灸點不在「穴道之上」，熱氣亦是難以透入髓鞘來發揮作用。我曾做過另一個實驗，就是我懷疑「只要是『認穴』能準確的話，任何的『熱能』都能夠讓灸法發揮效果，而不單單只有『艾灸』才有效……。」所以我就曾以較強烈的「光源」，對準穴位來照射，逐漸地，我發現真的會有效果產生，所以近代發明的「光灸」就是以此為原理所設計出來的。

我花了一些篇幅來說明針灸的原理，目的是要說明「刮痧療法」是以「刺激血管運動」，增加「血行速度」和「排熱功能」為主的療法，而不是以「瞄準穴位」、「刺激神經反射」的方式在治病，一為神經，一為血管，本質內涵完全不同。因為若「刮痧的效用」是取決於刺激穴道以收效，那麼「刮痧療法」就真的沒有任何存在的價值了，因為它刺激穴道的功效，是絕對好不過「針灸之術」的！

其實「刮痧療法」也有刺激神經的功效沒錯，但它也只是侷限於刺激「局部區塊」的神經叢，使得與神經叢所連接的相對「血管叢」活絡和外浮以取效。所以「刮痧療法」也是有透過「神經」治療的部分存在，只是它和針灸的「遠端反射性」的療法差距甚大，比如針灸「手部」或是「腿部」的穴位就能夠反射對應「頭面、胸腹」等遠端部位來治療，這並非刮痧療法的主要效能和治療途徑。基本上，這兩者的治療基礎是大異其趣的。

刮痧可用於保養？

由「毛巾操」的例子，就可以知道「毛巾操」對肌表的磨擦作用，具有促進血液循環的功效，而「毛巾操」的原理和「刮痧」的原理其實是相同的。之前有提過，「刮痧療法」的功效是建立在以「疏導、活血、散熱」為主，所以大家在直覺上只會停留在刮痧能促進「血管運動」方面的功效範圍，但是身體內有另一大循環系統，亦是對身體有著極重要地位的，那便是「淋巴系統」。當「血液」與「組織」交換氧氣和營養素之後，留於「組織」的過多組織液，會由「淋巴系統」將之抽離，以免造成水腫，而這些組織液進入淋巴系統之後，便成了淋巴液，最後又會回到體循環之中，繼續利用。但除此之外，淋巴系統最重要的功用就是它的「免疫功能」。

血液中有它自己的「白血球」免疫功能，當病菌侵入血液中，就是由血液中原有的白血球自己來處理殺菌，但是若細菌病毒侵入了組織，那麼就和「淋巴系統」的構造有關了，淋巴系統中有一種「淋巴竇網狀結構」，之中有許多「巨噬細胞」存在。方才提到，淋巴系統能吸取組織中的「組織液」，這些侵入到組織中的細菌，將由「淋巴系統」裡的巨噬細胞吞噬消滅。換言之，淋巴系統也可看成是一個大型的「濾淨器」，這會對身體內的免疫功能，有著很大的影響力。今天如果淋巴系統變得不通暢，會有何影響呢？當然就會造成人體的自我免疫力下降，對外界細菌病毒的抵抗力不足。

而「刮痧療法」同樣具有刺激「淋巴循環」的功能，所以若能以此常保淋巴系統的通暢，那麼將對「自體免疫」功能有很大的幫助。

舉例而言，在秋冬時節，「中暑症狀」減少的時候，我除了繼續處理「冬溫」的症狀外，還要處理「感冒日久不癒」的症狀。

記得有不少病人有相同的情形，就是「感冒」的症狀持續了一週以上都不見好轉，有的甚至綿延一個月以上都還在藕斷絲連，有的看似好了，但沒一兩天，打個噴嚏又開始「環摳」（臺語）。曾經有一個患者，她和我聊到，她有一個熟識的家醫科醫師，不知道是不是年紀大了，這次他所開出來的藥吃了很久都沒效，記得以前只要是這個醫生開的藥，她吃幾包就會好，不知為什麼，最近吃他的藥都沒有感覺。我問她感冒多久了？她說：「都快三個禮拜了……」，當下我就懷疑這位患者應該是病久了，在體力耗弱之下，循環也開始變得很緩慢，以致於免疫系統開始停擺失效。

不一會兒，我開始幫她刮痧，尤其特別對「淋巴」的部位加強，刺激循環。結束後，我特別跟她說，不是那個醫師開藥沒效，是妳自己的免疫力不足，所以吃了藥也是後繼無力，無法在藥力過後持續以自體免疫來殺菌，才會使病情斷斷續續，沒有起色，不信的話，這次妳把那幾包還沒吃完的藥，回去繼續吃完，病情一定會好轉。

不久之後，她來電說，她的感冒竟然在吃了第二包藥之後，就完全好了！

所以，由此亦可以說明，「刮痧療法」也可以用來強化免疫力，不僅只是用來治療中暑之症而已。

刮痧的優點

便利性

每次只要出遠門，或是去旅行，又或者是去露營，我都會順手帶一支「刮板」和一小瓶「潤滑油」。只要帶上這兩樣小東西，我的心就先安了一大半，因為這兩樣小東西可以應付的症狀種類不但廣泛，而且攜帶十分方便，幾乎不占任何空間。

在古代記載的刮痧法之中，有一招「撮痧法」是連「刮板」都不用的，而這一招其實就是我們所熟知的「抓痧筋」手法，它的原理就真的是以「痛覺的刺激」來活絡血路、發汗通氣。我們常會看到，有人精神狀況不好的時候，會將眉頭一帶捏得紅紅的，有些還真的可以捏出痧疹來，也有的會用捏「背筋」的方式，來刺激整個經脈神經，以疏通「瘀滯的血路」和使「深沉在內的血管」得以外浮。只不過它所能刺激的「微動脈外浮」的面積並不夠大，因此對於較嚴重的暑症，「撮痧法」的效果依然是不夠的。所以終究還是使用「刮板」的效果比較好，只是手邊真的沒有任何工具時，撮痧法也不失為一個很好的對應手法。

以前我在一處練氣功的場合認識了一個西醫，他的醫術很好，有一次和他聊到醫療設備的問題，他很坦承地跟我說，如果在醫院外面的場合，他並不想說他是醫生，因為他覺得一旦離開了那些醫療儀器，他根本就無法證明他是一個醫生……。當然他是很謙虛地說，不過，這的確反映出了一件事，當我們出門在外，甚至是在家中時，若有什麼病痛發生，很可能會束手無策。但是「刮痧療法」的工具就「只是」一片「刮板」，它可以在任何場合和情形下馬上著手治療，若以它的「便利性」而言，實在是沒有其他的醫療儀器能夠比擬。

簡單性

我最欣賞「刮痧療法」之處，就在它有「以簡馭繁」、「以一擋百」的特性。大家都知道疾病的種類實在是多不勝數，一般民眾不可能有時間去研究如何用藥和辨證論治，幸好大多的疾病都和「循環有關」，而「刮痧療法」正是能夠促進循環、活絡血路的良法，而且它的安全性很高，只要稍微注意一下重要的幾個事項，刮痧就算刮錯了，也頂多是「無效」而已，絕不會有任何對生命造成威脅的危險性。回顧一段以前寫過的筆記，之中載有一小段打油詩，如今看來倒覺得頗為有趣，內容大約就是在描述刮痧技巧的「安全性」與其「便利性」，現在我就提供給各位來做個分享：

＜呆刮訣＞

沒有章法，有刮就行。刮痧莫怕，拿穩就行。

用力大小，叫痛就停。成效如何，有痧就靈。

要學就會，願刮就贏。

當然，「刮痧手法」畢竟還是有其須要知道的要點，但藉由這首＜呆刮訣＞，我要表達的是，「刮痧」可以放輕鬆地去操作，就算做得不好至少也還有六十分的及格分。因為它終究不像開藥或是打針，弄錯了可是對人體有害，甚則有生命危險。一般民眾犯不著冒這個險，所以學習一些「刮痧」的手法，對我們絕對是有益無害之舉。

物理性

每次完成了「刮痧療程」之後，患者都會很習慣性地問我：「要不要吃藥？」或是「有什麼藥可以吃？」我總是跟他說：「我們這種刮痧法的優點之一就是不用吃藥。」現代人的包包一打開，時常可以看到很多藥袋，一排排地塞滿了半個空間，其中不是腸胃藥，不然就是止痛劑、降血壓藥、降血糖藥、清血藥（抗凝血藥物）、降尿酸藥、鎮定劑、過敏藥、心臟用藥、抗生素……，一種病症就已開了數袋的藥，有些年紀大的人，更是一次就掛了好幾科的診，當然就拿了幾乎一卡車的藥了……，當然這是比較誇張的說法，不過現代人把藥當飯吃已是不爭的事實了。

「刮痧」療法是一種物理性的療法，它以無侵入性的方式，對人體的外部直接做處理，藉以影響人體的循環及各種機能。像「中暑」一症之中，單靠「刮痧」就足以應付各種不一樣性質的暑症類型，如此便已避開了許多服用「清暑藥」的機會！雖說使用「藥物」有很多時候是有其必要的，但亦有很多時候，其實是可以「無須用藥」的。現在世界各個先進國家，無不在重視「物理性療法」的發展和應用，而我們東方的傳統醫療法，正是累積了數百年人體實驗基礎所演變出來的「物理性療法」，利用「刮痧療法」就能降低許多人體難以代謝之「化學藥劑」的使用率。

現代人罹患「癌症」的機率，比過去的人都要多上很多，原因就在於這些「難以代謝」的食品或是藥物在體內不斷囤積。說實話，現代人要能完全避開這些化學物的機會，幾乎是不可能的，但是至少能在不用吃藥的狀態下選擇「不用藥」療法的話，當然是最好的了！

無副作用

雖說刮痧之後，身上會留下一片片紅色的「痧疹」，但那只是暫時的，一般「痧疹」會在幾天之後逐漸自行散去，不會留下任何痕跡。「退痧的時間」會隨著個人的「年紀」和「血管彈性」而有快慢之分。年輕人的代謝快及血管肌肉彈性好，所以退痧的時間也會比較快，一般大約五至七天即可退盡。而老年人的代謝和肌肉彈性較差，所以退痧的時間也會比較慢，通常都要一週以上。有些循環特別差的，甚至要兩週的時間才能退盡。

不過，有一個現象很明顯，就是第二次來回診的病人，他的退痧時間會比第一次要快上許多，這就代表了他的循環速度有了明顯的進步，有時候我們也可以依此「退痧時間」的差別，來判定他的病情進展如何。如果有人覺得想要讓「痧疹」退得更快一些，也可以用「熱毛巾」熱敷來幫助縮短退痧時間。當然這也是利用增加循環的方式來退痧。我曾經遇過一個運動員來刮痧，而他的「痧疹」竟能在三天內退得乾乾淨淨，不用說，可見此人的循環應是極為良好的。

除此之外，刮痧幾乎是沒有任何「副作用」的，像「吃藥」有不對症的後遺症，也有起藥疹、藥物過敏的副作用。「打針」也偶有藥劑不散而結塊化膿、針孔一帶的組織纖維化的問題。開刀就更不用說了，有麻醉劑的劑量控制和過敏問題，還有手術本身的風險、術後的感染問題、併發症及傷口沾黏，再加上復健的問題……。不過我要強調的是，這些醫療行為只要事先做好仔細評估和確認其必要性，依然是很有價值的救命法門，只是它們的副作用是難以避免罷了。

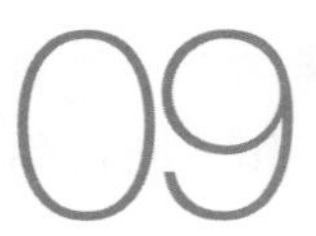

刮痧器具與刮痧技巧

——P＝F／A 簡單小工具也有大學問。

刮痧器具的選擇

我曾經看過有人用「錢幣」來刮痧，而我自己有時候出門在外，手邊沒有帶刮板的時候，偶爾也會用錢幣來幫自己刮痧，因為這是最容易取得的便利器具之一。不過，如果可以的話，我還是建議儘量不要使用錢幣來進行刮痧的動作，因為錢幣的邊緣有一道道的齒痕，用它來刮痧，比較容易讓皮膚有刮傷破皮的機會，再加上錢幣為四處流動的貨幣，所以附著在錢幣上的細菌實在不少，如此也較容易有細菌感染方面的問題產生。有時候，患者會跟我說：「奇怪，為什麼用十元硬幣幫我兒子刮痧，但是卻沒有效果？」我就會跟他開玩笑說：「你用一百塊刮就會有效了……」，當然這只是個冷笑話而已啦！

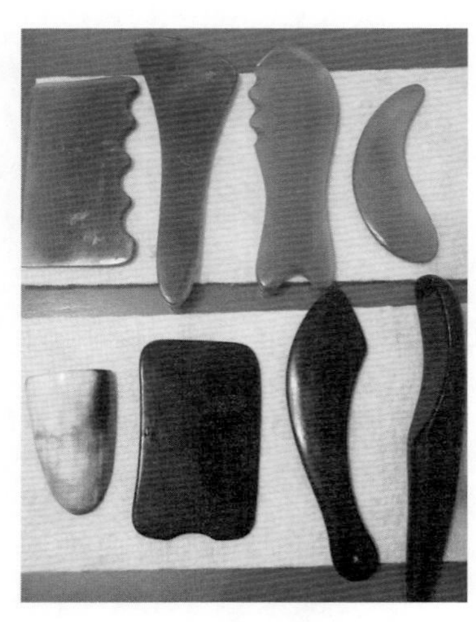

各式刮板

由於錢幣的形狀為圓形，所以當它與皮膚接觸時，其接觸面積實際上是不多的，不像方形的刮板，其接觸面是平行而滑順的。所以姑且不論它的感染問題，單單以形狀方面，錢幣就不適合用來幫人刮痧，除非真的是出門在外的應急使用。

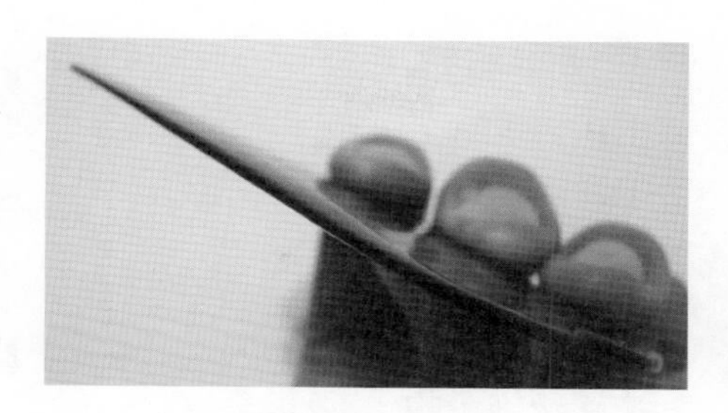

刮板前緣示意圖

除了錢幣之外，刮痧使用的工具，還有像瓷杯、瓷碗、瓷湯匙，或是由水牛角、羚羊角所製成的刮痧板，在家裡的器具中，我個人最推薦的就是瓷製的湯匙了，因為它的圓潤度很夠，能夠輕易地在皮膚上滑動，再加上瓷湯匙的柄，很容易掌握施力，所以若沒有較正式的刮痧板的話，瓷湯匙我個人覺得是替代品中的第一首選。

我也看過，有些刮板是以「竹片」或是「木製刮板」來充當使用，但我覺得由於這種木製的材質會吸取潤滑油的油脂，且刮之會有乾澀的感覺，所以木製的刮板我並不常拿來使用。其實只要刮痧器材的邊緣符合「光滑圓潤」的條件，都是可以使用的，只是效果略有不同罷了。

在我的刮痧器具中，形狀不限於一種，有刀形、月牙形、耙形、片狀等等，適用於人體的不同部位和曲度，但是我都會在選購時，選取刮板的邊緣「不能太鈍」，滑順且帶點「銳度」的刮板，最重要的是用得順手。

很多人其實都建議刮板要選擇邊緣較「鈍」的，比較不會刮傷皮膚。但事實上，刮板的效用基礎，本來就是建立在能「刺激」皮下血管叢的活絡，使之「外浮散熱」和「疏通血脈」為用，所以我覺得不應該使用「刺激度」不夠的器具來執行療程。

根據簡單的物理公式「P＝F／A」，也就是「每單位面積（A）」所施的「力量（F）」就等於是對皮層所施予的「壓力（P）」，而「壓力（P）」其實就是施於皮層的「刺激度」。我曾做過實驗，若是刮板的邊緣夠薄銳，則A值會變小，就可以在不必出很大的力量（F）下，產生足夠的刺激度（P），讓痧疹輕易刮出。但是若換成「鈍口」的刮板，也就是A值大，反而為了要刮出「痧疹」，必須要很用力地刮，此時反而容易對人體的肌肉造成傷害！

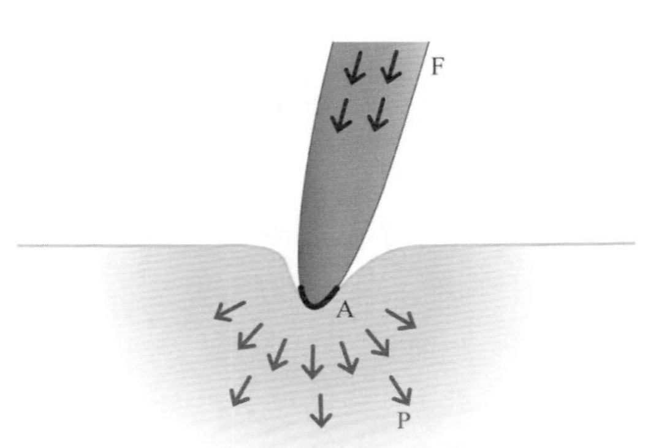

P＝F／A示意圖

潤滑油

刮痧時，為了減少阻力、摩擦力以及防止皮膚擦傷、破皮，在刮痧之前，一定要先在患部塗上一層潤滑用的輔助介質才行。

據我所知，這些輔助介質大約有水、酒、油、凡士林、嬰兒油、面霜、乳液，以及手邊的綠油清、萬金油等，甚至有的還會使用具有藥用功能的刮痧膏等等。

不過，「水」本身極易蒸發，且刮起來亦不滑順，所以不算是挺好的介質。而米酒或是酒精更是容易揮發，尤其中暑的人體溫又高，所以很容易會因此而乾掉，故也不適合當成良好的輔助介質。不過，米酒或是酒精，倒很建議在「術後」擦於患者的「出痧處」，以增加熱量的散失速度。

「凡士林」雖為極佳的醫藥用油品，但只可惜它是「固態油脂」，而且它的黏性太高。若將之做為刮痧潤滑用的介質，在刮痧過程中其實也是絕無問題，只是在刮痧之後，「凡士林」不易清洗乾淨。尤其一般刮痧部位多在背部，故更增加其清洗時的難度，如果是以「凡士林」來刮痧的患者，記得最好用「洗髮精」代替肥皂來清洗，因為「洗髮精」的去油力會比肥皂來得強，故能洗得比較乾淨，否則這些殘留的油脂，會容易令皮膚發癢。當然，若手邊只有「凡士林」可用，就不拘小節，凡事以大局為重！

把「乳液」或是「面霜」當成潤滑劑當然可以，但是成本太高，實在不必自討苦吃，除非是廉價品啦！而使用「萬金油」或是「綠油精」，除了昂貴之外，還有一個大缺點，這類的油品，含有太多的「薄荷」成份，如果用以像「刮痧」這種大面積的塗抹，事後會太過刺激，而感覺整個背太涼或太燙，有的人皮膚較敏感者，就會有紅腫的現象出現，所以用來做局部刮痧還可以，面積大的話就不建議了。

若是使用含有中藥成分的「刮痧膏」是不錯的，但是一般民眾可以不必去特別使用，除了成本考量之外，我也覺得沒有必要特別去利用「中藥的藥效」來刮痧，因為「潤滑劑」只是用以幫助刮痧動作順利完成的角色而已，如果光只是塗抹「藥水」而沒有確實的刮痧動作，那麼對「暑症」而言是不會有任何幫助的。

可見療效依然是建立在「刮痧手法」之上，實不必在潤滑劑內加上藥物來錦上添花。

我現在最常使用的潤滑劑就是「嬰兒油」或是「綿羊油」，第一是清爽不黏膩，第二是好刮且事後又不必特別去清洗，頂多只是用衛生紙擦拭一下即可，沒擦掉的部分還可當成潤膚之用。

刮痧板的使用方式

1. 先予以按摩

這點是我不曾在任何的刮痧相關書籍中看到的，不過也難怪，因為這是我個人從「實戰經驗」所歸納出來的手法，在這提供給各位讀者作參考。

我們刮痧的目的，是要刺激皮層底下的「血管叢」使之上浮、血流加速，所以目標當然是在肌底之下，不過，有很多人之所以會中暑缺氧，就是因為他們的「皮肉筋膜」太過於僵硬，使得熱量被封鎖而不易散失。如果硬要以刮板與之對抗，雖然還是會有效果，但是會徒然增加一些患者的疼痛和大量消耗施術者的體力。所以，我們在使用刮痧

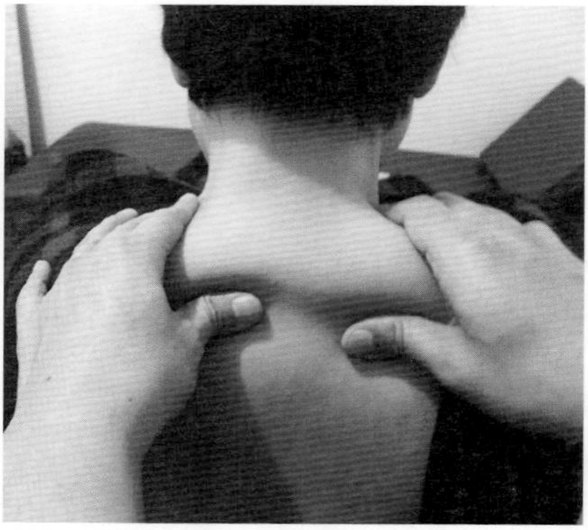

按摩示意圖

✚ 刮痧小叮嚀

對中暑患者進行刮痧前，要先用雙手於患者背上予以按摩，一來可以事先探查肌肉的緊繃狀態，二來可以減低刮痧時的困難度和疼痛程度！

板之前，最好能先以「手法」在患者的患部周圍按摩，使之鬆弛變軟。當然手法不必太過拘泥，或按或捏或壓或提均可，如此一來，你將會發現，刮痧的成效和出痧的容易度將會大幅提高，幫人刮痧者也會節省不少氣力，而被刮者也能夠減少很多痛感。所以千萬不要小看這個刮痧前的準備工作哦！這可是事半功倍的明智之舉。

2. 刮板與皮膚的「深度」

當刮板要開始刮痧之前，施術者的心裡要很清楚明白，刮痧板所要刺激的部位，是在皮層之下的血管叢一帶，所以在我們下板時，就要先暗施一個力道，讓「刮板」邊緣稍微陷入皮層，有一種「抵住」肌膚的感覺。在中醫的理論中，把人體肌理分層為「皮、脈、肉、筋、骨」依次深入，所以在施術者的心中要先有一個下手的目標和深度，才能夠適得其所。而我們所要瞄準之處，恰好是在皮層之下、筋骨之上的部位，此為最理想的刮痧深度，所以「深度」的重要性是遠大於「角度」的！

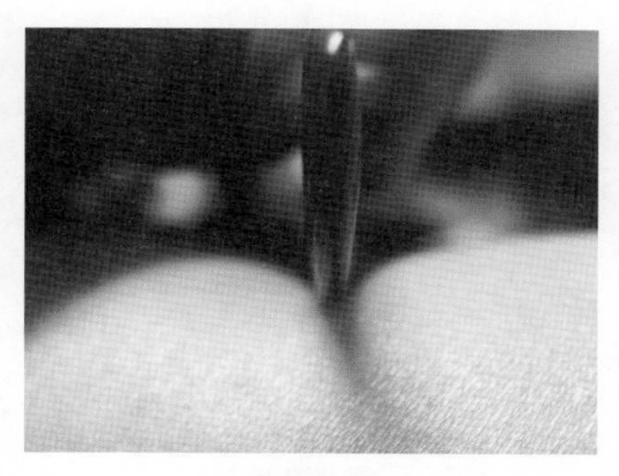

刮板與皮膚的深度

✚ 刮痧小叮嚀

刮板要刺激的是皮下的微動脈及血管叢，並非皮膚本身，所以刮板緣所下之處需在皮層的一個深度下，如此刮動才會有較好的效果；另一方面也可以減少對皮層痛覺神經的刺激，以降低刮痧的疼痛感！

額外提一下，由於人體有不少病因是存在於「肌表淺層」之處，所以有許多高科技的「儀器」，因為它探測功能的「過頭」、「過深」，反而只能見其深而不見其淺，因此很多人會有一個經驗，就是西醫拿了你的X光片左看右看，卻說：「咦？你沒有怎麼樣啊！骨頭很漂亮啊！」但縱然這樣說，你依然還是感覺難過得要死，這到底怎麼回事？原因就是骨頭的確沒怎麼樣，但是其他組織層呢？

注意刮痧的「深度」還有一個重點就是，能減少「痛感」！「生理學」中有記載：「我們的人體為了要保護自身不受環境外力所侵害，故在我們的皮膚表層布滿許多的游離神經，用以探查接觸人體的外力是否有傷害性，而這些游離神經正是我們的痛覺神經！」我們若能以「刮板」稍深入「血脈層」而間接避開皮層時，就能有效減少刺激「痛覺神經」的機率。所以當我們以刮板深入「血脈層」來刮動時，就會發現此時產生的痛覺，將比在皮膚淺層刮動時少很多，這是可以靠自體實驗來證實的。

3. 刮板與皮膚的「角度」

至於刮痧板與皮膚之間的角度問題，我建議大約是在70°～90°之間即可，而角度的變動隨時以患者的「患部形狀」與「弧度」來自行調整。

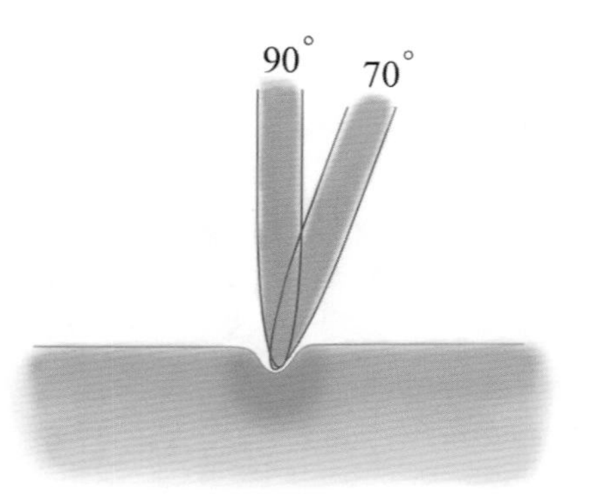

刮板與皮層的角度，大約以70°～90°間刺激效果最好。

刮板角度

但注意，刮板與皮膚接觸的角度不要太斜太小，因為這樣會使刮板邊緣與皮膚的接觸面積（A）變大，而減少了刺激（P）的效果。

4. 刮痧板的「等速滑行」技巧

有人問過，「刮痧」會不會傷害到皮膚，使肌膚受損？我覺得這是有可能的，不過還是要端看施術者的「手法」來決定。

我建議「刮痧」時的滑動速度最好是以「等速」來進行，不要讓刮板在皮膚上以「加速」的方式刮動！這是什麼意思呢？意思就是說，當我們刮板的「刮動速度」過快時，就會讓皮膚較容易有受傷的機會。有的人刮痧是刮在皮層的表淺處，再加上是以「抽刮」的加

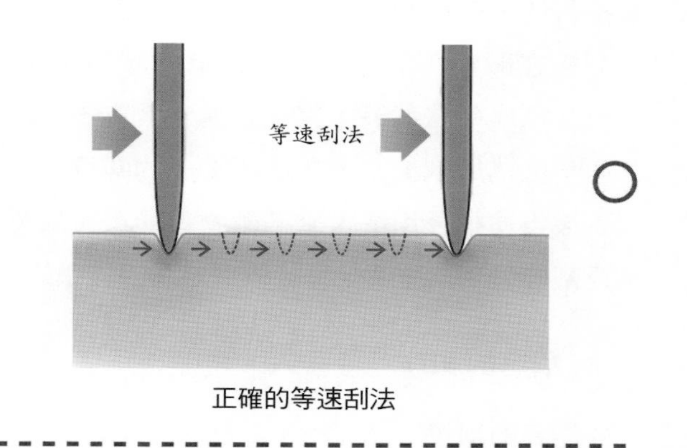

正確的等速刮法

抽刮法

✕

不正確的抽刮法

速度在進行，這樣不但較容易讓患者感到疼痛，而且刮板對皮膚產生的瞬間摩擦力，會大於皮膚的「彈性係數」所能承受，較容易令肌膚有受傷破損的機會。

若我們的刮板在肌膚層之下，能以一定「深度」和固定的「等速度」來刮行時，那麼讓皮膚疼痛和受傷的機率將會減到最低。通常「刮板」在一個深度滑行時，就會受到肌層一定程度的摩擦抵抗，所以感覺上會有一種類似「耕耘」般，釘耙在泥土裡拖行的緩速出現，所以若下板的「深度」恰到好處的話，將會讓刮板在順暢、等速且痛感最低的狀態下滑行。不過我還是要強調，刮痧手法就算不完全，偶有破皮的情形發生，也不必過於擔心，因為以刮板刮傷皮膚所造成的嚴重度是很有限的，所以只要事後再塗抹外用藥膏來稍做修復即可。只要記得以「等速」來進行刮痧手法，皮膚受傷的機會是微乎其微的。

5. 刮痧的順序

先從肩頸刮起

我儘量要讓大家有一個觀念，就是「刮痧療法」所具有的方便性、簡易性和安全性，「刮痧手法」就算沒有每步都按照書上所言的步驟進行，也不會有什麼不良的副作用產生，做錯了頂多也只是「無效」罷了！不過，在這裡我只想強調唯一的一點，那就是刮痧的第一步「一定」要先從「肩頸」開始較佳！因為這和是否會暈針或是暈刮有關，原因如下：

有很多人是在「精神不佳」的狀況下來尋求刮痧療法的，原因可能是因為中暑、久病、熬夜或工作時間太長等所導致的缺氧症。而會有「精神不佳」的情形，除了體內「溫度過高」之外，大部分就是因為上到腦部的「血氧量不足」所引發的「腦缺氧」。

有些人的肩頸過於僵硬是因為過度的工作或是壓力所致，這會導致血液流往頭部的路徑因肩頸的僵硬而受到阻礙，如此便會產生「腦部血氧量」的不足，在中醫而言這是屬於「實症阻塞」的類別。

另外一種是因為機體的長期消耗所造成的虛弱，使得「血壓」不足以上至腦部而產生「腦缺氧」，這其中並沒有任何阻礙血路的硬塊或是氣結，純粹只是內部壓力不足的虛耗問題，這在中醫是屬於「虛症」的類別。

但不管是虛症或實症，只要是有「腦缺氧」的患者，都是因為血液送不到「腦部」所致。在這種情形下，若再冒然施予「刺激」，很多人會因為這股「刺激」而促使血管收縮，令血流停滯不前，形成暫時性的「低血壓」症狀而昏厥。

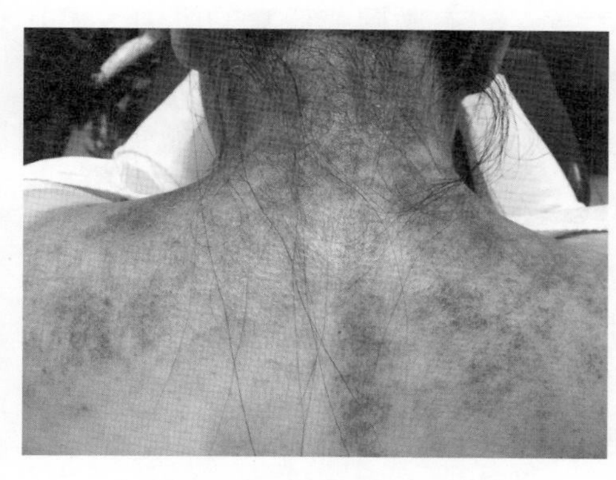
刮痧時，先對頭頸部進行刺激

而這種突發性的「休克」，在中醫就是所謂的「暈針」（在此稱之為暈刮）。雖然「暈針」的情況只要能即時地處理，就能夠在短時間內很快地恢復，但往往「暈針」的經驗，會給患者造成在心理方面某種程度的陰影。這會令患者打從心裡排斥類似的療法，下次再也不敢輕易嘗試。那這要如何預防呢？

方才有說過，刮痧手法能刺激血管的運動，使之血流加速、循環加快，所以若是在施行刮痧手法之前，先從「肩頸」部位開始刮起，則血流即能優先上行頭面、大腦，讓人的腦中血氧量上升，如此一來，就不會有暈針（這裡稱之為暈刮）的現象出現，多年來我都奉守這個要訣，所以遇到休克的情形實在是少之又少。還有要記得的就是，在刮痧之前，也要先稍微幫患者按摩一下較好。很多人之所以會看輕或是忽略幾個小動作而釀禍，就是因為不知道這些小動作的「價值所在」，偷步省略，往往最後就是自己自討苦吃。

處理背部

在患者的「頸肩」疏通、腦部充氧之後，接著當然就是往人體「背部」的區塊開始刮動！

一般而言，我們的「背部」具有數層較厚實的肌肉，尤其「斜方肌」與「闊背肌」更是一大支持人體上半身與下半身穩定的大片肌肉群。由於這二層大肌群的關係，「背部」能承受的外力及刺激也將遠大於腹部。

若以中醫而論，背屬陽、腹為陰，所以我們往往都習慣以「背部」去抵擋陽光的照射或是外來的寒風、雨淋為多。而就是因為這腹、背兩面的結構不同，故我們刮痧一向是先以較強韌的「背部」來作為刮痧的主要首選。

而「腹部」不但膚質較細緻、敏感度較高，而且它對「痛楚」的感覺也是相對較難以忍受的。況且「胸腹」的形狀與曲線起伏較大，並不像背部那麼平順好刮，所以「腹部」除了幾個特別的病徵須要額外利用刮痧處理之外，其他的狀況大致在「背部」完成就可以了，尤其是以「散熱作用」而言，非得依靠我們「人體背部」這一大塊的「散熱面板」不可！

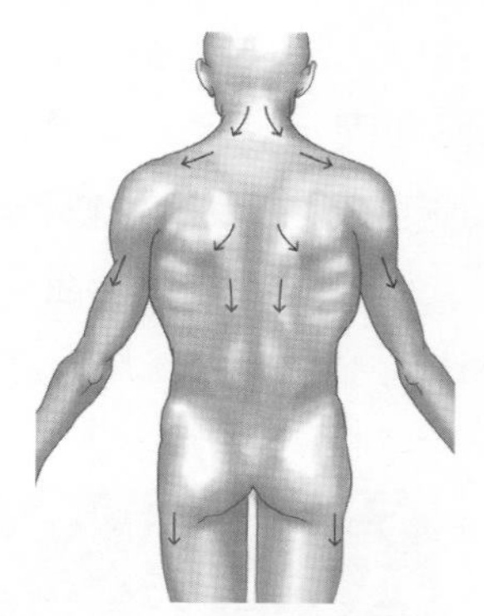
頭、背、四肢刮痧動向

刮痧的方向

刮痧的方向最好是由上往下刮動，不建議來回刮動或是由下往上刮行。一般原則是：

1.頭部→背部→四肢依序而刮。

2.腹部由上而下刮。

3.臉部、胸部由內而外。

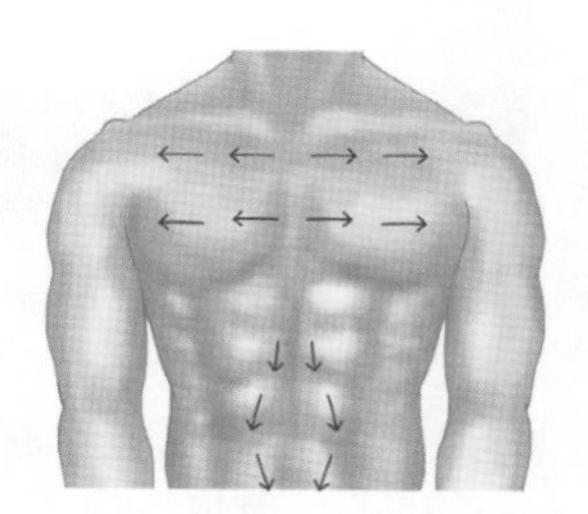
胸腹刮痧動向

為什麼要這樣刮呢？理由很簡單，就是「順手」而已。

一般來講，若能順著「地心引力」由上往下刮，施術者不但很省力，而且刮動感會比較平順而伏貼。如果由下往上刮的話，由於是一種「逆手勢」和「逆重力」的情形，在刮痧時很容易會因為不順手而有停滯、分段的情況產生，而這種轉折將會造成患者的不舒

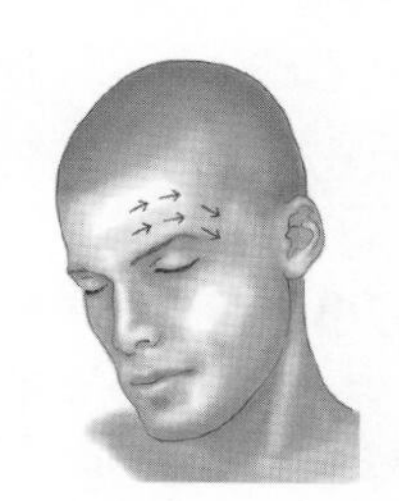
額頭刮痧動向

刮痧動向

服，甚至會有較劇烈的痛感出現。

另外一點，就要由「解剖學」來說起，以人體的上部而言，「肩頸」的皮肉是附著在頭骨後處，也就是在這一帶的皮肉有頭骨貼合固定，而「胸部」的皮肉則有胸骨貼合固定，所以由固定處往下、往外刮動是較為順手的。

這好像用左手壓住一張紙，然後從被固定的左邊刮往右邊時會比較平順，但若是反之由右向左刮動，紙張會因為沒固定而被

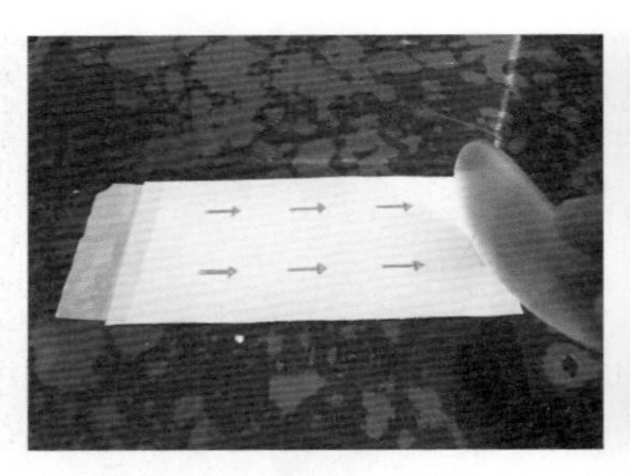

順向刮砂與肌肉皮膚狀態

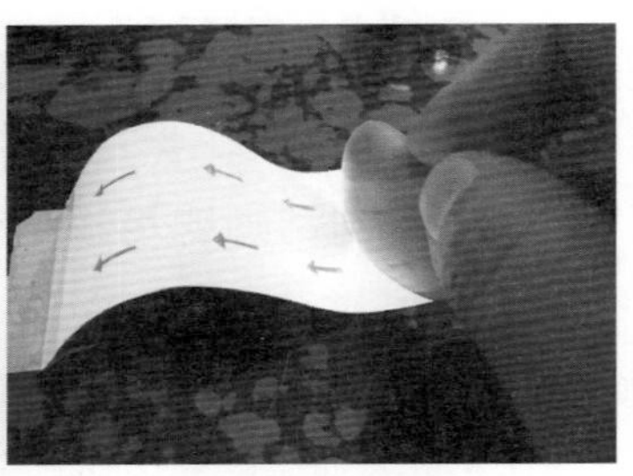

逆向刮痧與肌肉皮膚狀態

白　　紙：皮膚肌肉的狀態
紅色箭頭：刮板刮動方向
黃色貼紙：胸骨或脊椎骨之類的支撐點

✚ 刮痧小叮嚀

刮痧方向的大原則是由頭到背與四肢。大致上是由後髮際至後頸部，然後再往兩肩、肩胛骨內緣、腰板刮動；手腳則是由上往下即可。另外，胸部即沿著胸大肌的結構走向，由中央胸股向兩側刮行；腹部則要順著胃腸道循行的動向由胃口下往臍兩側刮動。至於額頭方面，則由眉頭上緣刮至眉尾一帶，然後再刮至耳前髮際為止即可。

刮出皺折來，所以我們若由人體的外部往內刮，或由下往上刮，患者會因為被刮推出一團團的肉而感到憋滯和疼痛。

刮到什麼程度才可停止？

如果有人問我：「刮痧要刮到什麼程度才可以停止？」我會先看他是要「保健」還是「治療」？

如果只是要用於「保健」用，只要能配合自己的作息時間，做個15～20分鐘即可。一般像「毛巾功」均有一個套路走勢，而一套走完也大約是20分鐘左右，當然要再加長時間或縮短時間，都可自行決定。

而若是「治療」用的話，我就建議，可參照患者的病情來決定。像我就是直接「問患者」的感覺如何來做定奪。當我幫人刮完痧之後，若患者的感覺是很舒暢的，整個精神狀態均有回復，或是肩頸壓力都已減輕消失，那就表示可以停止動作了，但要是患者的感覺上依然沒有完善，還有感到不適之處，我就會在患者可以承受的程度下繼續刮痧，直至暑熱退散、精神爽朗為止。所以嚴格說起來刮痧沒有一定的時限性。

有的人會很執著在患者的「出痧量」，但是我覺得，雖然「出痧量」的確可以判讀出病情的深淺進展，不過我也遇過有的人是很難刮出痧疹的。像是有些人有腸胃脹氣的現象，這些氣體有些會充填在人體的肌肉縫隙間，所以在他的皮層與血脈之間，會形成一股「氣牆」，讓人不易刮出痧來，幸好像這種體質的人，在刮痧後雖然出痧不明顯，但是他還是會有散熱現象，摸其皮膚的熱度即可知道。此時只要靜待他散熱，精神恢復之後即可，不必強制出痧。如果能一面探測其「脈搏頻率」是由快轉慢、由急轉緩，亦表示刮痧療法已經奏效，我們便可以停止手法，令其飲水休息。

若要以「時間」來衡量「刮痧療程」需要多久，其實是不容易的，因為有的輕症也有10分鐘內即可搞定的，而嚴重的也有分兩天刮痧，每次20分鐘才能出痧乾淨的。不過，一般若是出痧順利，從頭至結束大約是15～20分鐘即可完成，初學者是可以以此為一標準時間來練習。

多久要刮一次？

這個問題也有不少人提過，就是「刮痧」要多久刮一次？中醫有說過：「有是病用是藥」，而刮痧療法也是如此，所以也建議：「有是症用是法」。既然「刮痧」是一種「療法」，我就覺得，沒有毛病時就好好過自己的生活即可，不用疑神疑鬼的。而且對一般正常人，尤其是年輕人而言，正常的作息和運動，以及均衡的飲食是保持健康的首選步驟，實不必額外依靠藥物或是其他「外力」來維持身體的健康。

但若是對於中暑、缺氧或是一些無法自癒的外傷，以及氣血不順時，即可立刻以「刮痧療法」來做處置。一般來講，治療「中暑」的刮療大多一刮即退，如果較嚴重者大約隔一、二天再刮即可痊癒。除非第一次刮痧後，皮膚的痛感還是沒有退去，否則再次刮痧是無所謂的。

如果刮痧要當成「保健」來使用，那對象一般為「氣血代謝」均已較弱的中老年人為主，此時就可以利用「外力」來保持身體循環代謝的速度和穩定。

不過我以實際經驗而言，現代人的健康狀況普遍都不好，尤其是現代人的生活型態是勞心多、活動少，所以血液循環大多不佳，甚至連學生也是。現在的學生，屁股整天就像是和課桌椅黏在一起似的，坐完學校的木椅，換坐車子的座椅，然後再換成補習班或安親班的鐵椅，好不容易回到家，還是繼續換坐自己的電腦椅……，所以現在「氣滯血瘀」的年輕人愈來愈多，我所診治的年齡層也愈來愈有下降的趨勢。題外話，依此看來，日後學童的最大競爭力，搞不好就是屬於那些有「健康」和「體力」去執行想法的人，而不是一些只會想但辦不到的人。

10 如何由痧疹判病、診斷？

——當我們看到「痧疹」時，代表著「治療」已經完成……。

如何由痧疹的「色澤」、「形狀」判病？

在中醫之中，除了直接從患者身上的「脈搏跳動」（也就是「切診」）採取資訊來判斷之外，還有一個常用的方法，就是「舌診」了。中醫可由舌頭的體形大小、溼潤度、舌體的顏色、舌苔的顏色、舌裂、蕈狀乳頭與絲狀乳頭的增生與否，來取得病情發展的可靠資料。同樣地，我們也能從「痧疹」來看出現在病情的進展和嚴重度，只是其中較不同的是，當我們由「舌診」看出病情時，只是一個尚未處理的開端而已，接下來還得要著手治療。但是當我們看到「痧疹」時，卻代表「治療」已經完成，所以刮痧療法是診斷與治療「同步」進行的。

中暑初期的表現

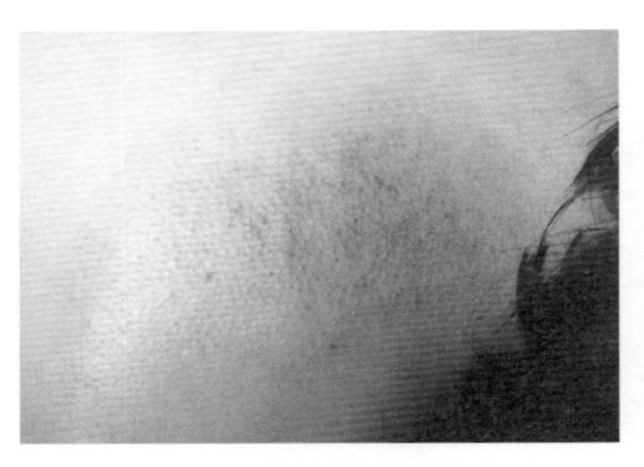

中暑初期表現

一般刮出的痧疹，若是其痧粒細小、少而鮮紅，且痧疹的邊緣呈粉紅色，表示這個患者的中暑或是缺氧症是近一、兩天才發生的。不過在我的經驗裡，這種患者偶爾才會出現，因為在這個時期尚屬「輕症」，人體的感覺只是會覺得「有點累」而已，雖然發覺有異但卻不影響工作，故以為只要好好睡一覺就好了。所以通常這種初期的患者，並不會覺得自己「中暑」了，因此來尋求診治的人並不多，只有一些體質敏感的人才會有所察覺。

中暑中期的表現

當一個患者的「中暑症狀」大約經過了五天左右，這時候正常人已經會發現到有容易疲倦、精神恍惚、口渴異常、飲水不止，還有視物不清、偶有頭暈頭痛的症狀，且食慾下降、睡眠開始有障礙等情形，而這個時期，患者就會開始察覺並尋求治療了！

此時刮出的「痧疹顏色」通常是鮮紅或是正紅色，且痧粒較粗、密而布滿整個背部，所以老遠望之就能看到大片大片的紅疹在患者的背上出現。

其實，此時體內有「急欲散熱」的傾向，所以只要稍微在肌表上刮動、刺激，微動脈就會大量地從皮下往上浮。這個時期的「刮痧」是很容易出痧的，有的甚至刮一板下去就會有紅紅的「赤痧」出現！而且「痧疹」會有觸之生燙般的高溫釋出。

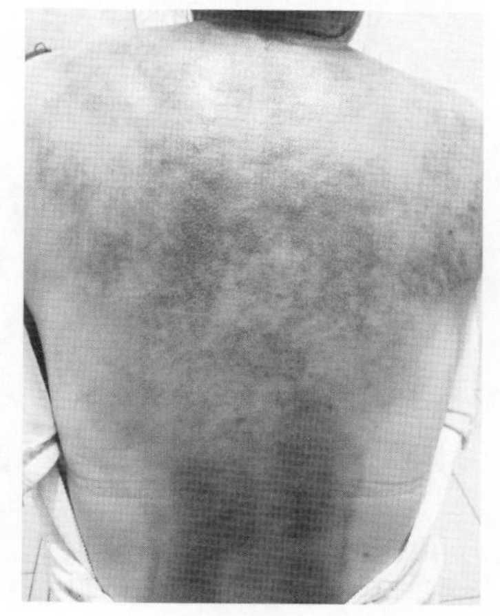

中暑中期表現

中暑後期的表現

當中暑已經持續過了一週，甚至到了二週以上都尚未治療時，此時光從患者的「表情」就可看出，他缺氧的情形已經很嚴重了。此時不但具有「中期」的所有症狀，而且程度還會往上加劇，有很多病患已經不想也無力和你多作病情的描述，進來直接趴在診療椅上說：「醫生拜託，快幫我處理一下……。」

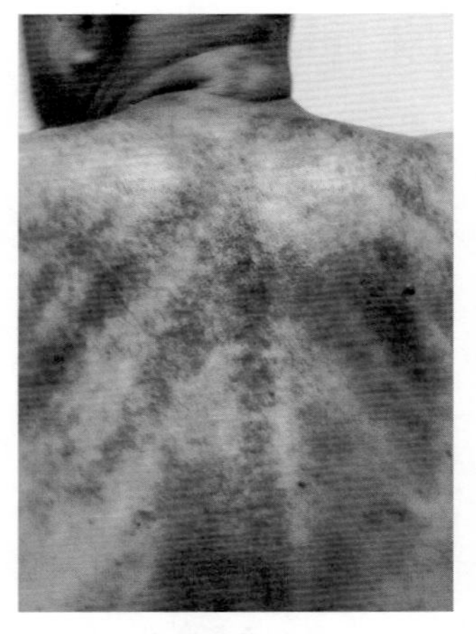

中暑後期表現

這種人一眼望去，首先他的眼皮大多是半開半閉，而且膚色因長期缺氧而變得熏黃，看起來髒髒的，但並不是沒洗乾淨的關係。而且性情也變得極為不耐煩，要不然就是跟你說，「我全身都不舒服」或「我也不知道啦，反正就是都很不舒服就對了！」來做為概括性的自我描述。一般到了這種「中暑後期」的人，他的神經已開始變得遲鈍，所以在剛開始幫他刮痧時，常常會不知道「疼痛」的感覺！

而「中暑後期」所刮出來的痧疹，會呈現「紅絳」或是「暗紅」色，而且「痧疹」的分布廣而濃密。像這種患者，何時能知道「刮痧療法」開始出現效果了呢？就是這個患者開始知道「痛」，或是開始覺得會「餓」時，表示神經機能已開始回復和活絡了，故我們可以依此為一明顯的辨別點。

中暑過久的表現

一般人通常到了中暑的後期，都已經無法工作而必須尋求治療了，但是偏偏就有人還能夠把「缺氧症」拉長超過一個月以上，甚至是數個月的時間都有。通常這類人都是體質素來較強壯的，所以有足夠的本錢「蠻皮」……，而且他們久了竟也就暫時「習慣」了，症狀也會退回到中暑中期或者是初期的反應，只是長期覺得「不對勁」罷了，有可能是睡眠一直不好，或是體力、記憶力變得較差，而他們也認為這只是年紀大了的老化現象。

另外還有一種人是病得很嚴重，症狀也的確很多，但是他「不知道」自己怎麼了？有的被判為精神官能症而在定期服藥，有的去給道士「祭解過」、祖先牌位也都重新安過，有的也接受西醫的四化說（老化、退化、鈣化、纖維化）而勉強過日子，也有的以「心靈療法」（接受疾病，學習與疾病相處）來處理，其實這只要以「刮痧療法」來做處理，很快就能不藥而癒了。這並非是刮痧療法優於別的醫療行為，只是恰巧這種症狀正是刮痧療法的適應症罷了，所以「對症下藥」或「對症施法」是極其重要的！

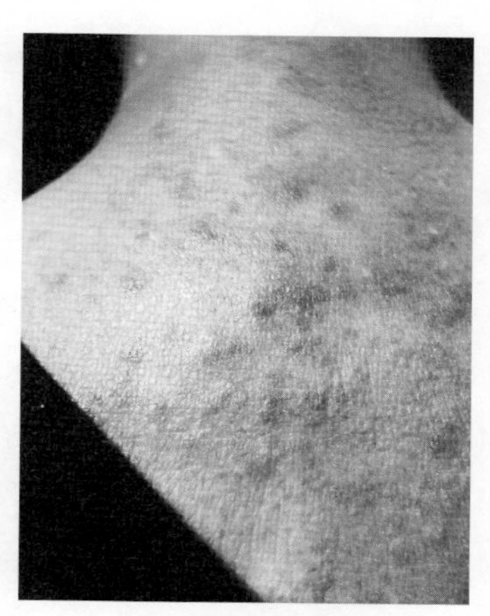
中暑過久的表現

像這種「長期缺氧」型的患者，因為體內的「水分」不斷地因「高熱」而逐漸喪失蒸發（在中醫可稱之為消渴症），故血液裡面的「水分比例」（也就是血漿）會持續減少，結果就會造成血液的「濃度」變大，而血液將會隨著其「濃度」的升高而增加它的「黏滯性」。一旦血液有某部分因為其「黏滯性」而使得它的流動速率停頓時，血液就會開始啟動它的「凝血機制」，進而產生一些零星的小血塊。

另一方面，血液也會因為它的「長期缺氧」使得顏色變得更深，有的幾近是「黑色」的程度。所以，像這類的患者，其「痧疹」所呈現的樣貌是顏色偏「深紅」，或是「近黑」的色澤，且痧疹之中會伴有一粒粒黑色的「瘀點」星布於其上。

這種患者的皮膚普遍顯得較為乾燥，甚至有一些「皮屑」在皮膚表面形成，尤其是以「刮板」刮動時更是明顯可見，所以遇到這種類型的患者，在刮痧之前，要先上兩次的潤滑油，先軟化皮屑後再刮。另外，這類人的血管已經有些失去彈性，故不容易出痧，所以每次要加長刮痧的時間，不能因為刮一、二下不見痧疹出現，就以為沒有「中暑」的現象，這點要特別注意。

我們可由幾個點去判斷他是否為「長期中暑型」患者，首先他可能有較乾燥的皮膚、怕熱而喜好冷飲，有的會有便祕的現象，如果吃到較燥熱的食物就會容易胸悶、頭暈、排便困難、嘴破等熱象……。

我有一陣子最常遇到的就是「酒店小姐」患有這種症狀，由於她們工作的關係須長期熬夜，本來就容易上火，再加上習慣喝酒的人都會偏好喝「烈酒」，這更是容易產生熱量和高度揮發「水分」。無奈的是，有很多人是因為生活上的需要而無法輕易換工作，所以動則數年的時間都過著這種高代謝熱的生活。因此，患有「甲狀腺機能亢進」的患者不在少數。而她們的痧疹就是又濃又黑兼有小瘀點的模樣……。

我們因為在長時間的經驗累積之下，光靠「痧疹」的外觀、色澤、樣貌，就能大致推算出此人的病程多久？和其伴隨的症狀有哪些？每次講出來，就有不少患者都會很訝異地說：「對！你怎麼會知道？」其實當你明白了這些原理之後，也就不需要怎麼驚訝了。

「痧疹」與「舌診」診斷的比較

其實「痧疹」的診斷法和「舌診」的診斷法十分類似和相近。事實上「舌頭」是屬於「身體內層」的組織之一，而「舌頭」的外部並沒有「肌膚、皮毛組織」的阻礙，故只要令患者「張開嘴巴」，就可直接從他的舌頭看出能「代表」身體內部情形的諸多資訊，比如看「舌頭」的顏色，即可知道身體內部的溫度有多高，缺氧程度又是如何？

之前有談過，當我們血液中的「含氧量」足夠時，血液所呈現的顏色即為「鮮紅色」（這和「紅血球」攜氧量及鐵質的氧化還原有關，在此不多作描述）。若是因為「體熱過高」而導致「血氧量」下降時，缺氧血將會逐漸變得「暗沉不鮮」。

所以我們能夠從「血液的顏色」得到兩個訊息，第一是體溫的高低，第二是血氧量的多寡。而被刮出體表的痧疹以及我們的舌頭，其反應的訊息其實是相同的，我大致整理如下：

1.當我們人體處在一般常態，體溫也正常時，舌頭的顏色是呈現「淡紅、粉紅」的色澤，因為此時的血管離舌頭的表面尚遠，所以表現的顏色是肌肉的正常色，為淡紅色。而此時健康的人在刮痧後的皮膚也是呈粉紅色的，或許有很輕微的痧疹，但大多是完全沒有痧疹的情形。

2.當我們體溫開始升高的初期，血氧量此時還沒有下降的跡象，血管卻已有「因熱而外浮」的情形出現，所以我們光從肉眼就能看出「舌體鮮紅」的顏色，有別於一般時的「淡紅色」，這是屬於大量血管叢的顏色。因為肌膚上有一層「表皮」的阻擋，所以我們無法如舌診般，由肌表看出這些體內的溫度和血氧量的狀況，但是只要我們利用「刮痧手法」刮之，則浮出的「痧疹」亦是呈現「鮮紅」色的樣式，與「舌診」其實是一般無二的。

3. 若是此人的高熱狀態時間持續較久，血氧量也開始變得不足時，「舌頭」和「痧疹」的色澤表現都會是以絳紅、暗紅的顏色居多。

　　不過由「痧疹」來診斷病情的好處就是較為單純，因為「舌診」還必須外加舌苔的考量因素，所以對一般人而言是較為複雜的，且刮痧療法的治療是與判病同步完成的。

11 對「暈刮」的探討

── 血糖值不足，較無法抵抗「外在壓力」！

正中午可否刮痧？

這是我百思不得其解的問題，我這個人不輕易相信我沒證實過的事情，包括上一輩所傳下來的一些習慣或是經驗，我都會親自加以驗證後才會完全採納和相信。所以，若以我長年以來的觀察及操作的結果來回答這個問題，我要說的答案是：「正中午是可以刮痧的！」

我們有不少患者為了要早點來診治，他們都會提早來占位子，等到他們開始治療的那個時段，常常都正好是「中午」時分了，但長年下來，在那個時段診治的人，我並沒發現有任何不妥的地方！

不過我想過，唯一支持中午不能「刮痧、推拿」的理由，便只有「血糖」的問題了，但為什麼呢？

「生理學」中有講過，當我們人體遇到「外在壓力」時，我們體內的腎上腺會分泌「醣皮質固醇」來因應這股身心上的壓力。而這種內分泌的作用就是要增加肝醣的釋出和抑制細胞對醣分的吸收，其目的都是要使「血糖」能夠上升，我們人體，只要血液中的「血糖值」夠高，就能夠穩定情緒和增加抗壓力。

中藥裡的「甘草」就有類似的作用，因為「甘草」所釋出的甘味能用以「緩和」外來的刺激，包括苦澀的味道，所以它能夠用以「和百藥」，使每味藥的藥性相互之間不衝突，為藥中之「國老」，否則苦藥入口，往往會反射性地令人作嘔，那藥還喝得下去嗎？又像女性月事來臨時，由於情緒上會比較不穩定，吃一些有甜味的東西，比如巧克力，就能夠緩和不安的情緒，這也是同樣的道理。另外，有很多人減肥是用「節食」的方式來進行，但是最終之所以會失敗，有一個重點原因就是，節食的人血糖過低，會導致心情低落而較容易放棄原先的目標和計劃，所以靠過度的節食是不容易成功的。

言歸正傳，我所要說的是，中午若是還沒有用餐的患者，的確是不宜從事較「刺激性」的療法，因為血糖值不足的人對「外在壓力」的刺激會較無法抵受，所以在「針灸」或是「刮療」時會容易有暈針、暈眩的生理反應出現。不過，只要是有用過餐的人，血糖值穩定，就不必過於擔心這個問題了。現代人早餐吃得較晚，往往近十點才會用餐，在這種情形下進行任何的療法應該都是安全的，如果真的遇到肚子餓的患者，很簡單，先叫他去吃飯再來治療就可以了，所以事先問一下患者的飲食狀況就可以避免掉這個禁忌了！

之前我對於「中午不能推拿、刮痧、針灸」的觀念曾經也有過懷疑，某次我就問一個在從事「推拿工作」的朋友同樣的問題，他很認真地跟我說：「正中午真的不能推拿，沒錯呀！」我很訝異地追問他為什麼，他就笑笑地拍拍我說：「因為那是我的用餐時間……。」

「暈針」與「暈刮」的比較

我想，有去給中醫師「針灸」過的朋友，或多或少都有過「暈針」的經驗，那是一種會令人臉色發白、全身冒冷汗、意識逐漸模糊，整個人好像快要昏厥的可怕感覺，當然若能即時做處置，「暈針」是不會有什麼後遺症的，但是縱使如此，患者還是絕對不想要再次經驗到「暈針」的感覺。而「刮痧療法」會造成「暈刮」的可能性本來就比「暈針」要來得低很多，若「刮痧」能謹守從「頸肩」開始刮起的原則，再加上留意那些「空腹」患者的血糖問題，那麼想要有「暈刮」的情況發生，實在是一件不容易的事情，像我也已多年沒有遇過這個問題了。

暈針或暈刮的原理如下：當「外來的刺激」或是「精神上的壓力」過大時，人體就會反射性地強化「交感神經」，所以心臟跳動會突然變快，血管也會收縮來增加血壓的上升，不過此時我們人體的「副交感神經」，尤其是「迷走神經」會立即性地走向「過度矯正」的反射刺激，使得心跳立即變慢，再刺激大腦分泌鬆弛血管的激素，然後血壓也同時立即降低，進而造成腦部缺氧而昏倒。所以會不會「暈針」和患者當時的身體耐受性及心理狀態有很大的關係。

故醫師對於一個剛進門的患者，就要先觀其「臉色」和他說話的「方式」來初略評估，此人是否有暈針的可能性。若是體質虛弱的人，會有臉色慘白、發青的情形，這代表他的頭部血液循環及進氧量不足，或是此人言語斷續、氣短無力，一句話要分好幾次講，就代表此人的肺氣不足，氧氣交換的能力也相對不好，容易暈針的機會也就大增。

不過有時候光看臉色還不一定準，因為或許室內燈光的影響，或是有些女性有上妝的習慣，所以最好還是用「問診」會比較好。

第一個就是要問他是否有「暈針史」，有過暈針史的人，他對針的恐懼是很高的，不管是打針注射或是針灸，有的甚至只要拿針靠近他，他就暈了，這叫「一朝被蛇咬，十年怕草繩」。另外，在很多醫學資料上有記載暈針的其他原因：

1. 情緒性的波動之後。比如生氣、驚恐之後，不要馬上針灸，待其情緒平穩後才可動針。
2. 勞累剛結束後。比如熬夜、長時間工作、舟車勞頓、房勞過後，也不宜動針。
3. 體液流失過度者。比如大汗、大瀉、嘔吐、大渴、失血不久，都不宜動針。
4. 過飢、過餓、酒醉之時，亦在此禁。

其實正常來說，一般人對於「針」的恐懼都比較大，畢竟它是屬於侵入性的動作，而且的確「針」對神經的刺激性是比較深入的，所以「暈針」的機率會比「刮痧療法」大得多。故一般民眾來學習「刮痧手法」真的是比學針灸適合，而若是學習針灸，千萬不要光只是「看書練習」，一定要有老師帶領，因為一旦出了問題才不至於當場手足無措。

綜合以上不宜針灸的類型，可以簡單地以「虛弱」或是「狀況不好」來概括之。但是相反地，「刮痧療法」反而能針對「狀況不好」的人有很好的「清醒效果」，因為「刮痧」是以促進血液循環，使血流通暢、增加血氧量的一種治療法。所以，只要能先針對「頭頸」刮之，增加腦中血氧量，我想要造成「暈刮」的機率，幾乎是等於零的，這是和針灸較不相同之處。而「針灸」是以刺激「神經反射」的方式在進行，其暈針機會是相對比較高的。

血氧銜接期

在這裡我要以這個名詞，也就是「血氧銜接期」，來對「刺激性的昏厥」做進一步的說明。這對一般民眾而言尤其重要！因為以醫術而言，能夠「未蒙其利，先避其害」是很關鍵的！

我們先以針灸而言，在針灸過後，其實「血液循環」會更加順暢，但不管是在施行「入針」、「行針」、「留針」任何一種針灸手法的期間，人體都還是處在腦中「血氧量」尚未增加之時，因為血液的加速循環是在針灸刺激之後的事情，故「針灸之術」從施針至發揮作用，增加腦部循環量之間的「血氧銜接期」是較長的，而「暈針」也正是在這個空窗期內所會發生的狀況！

所以有經驗的醫生，若事先判斷出此人有暈針的可能性，就會事先令患者在口中含一片「薑片」，利用「薑」的揮發性和刺激性，先讓頭部的血流量加快，如此就可大幅縮小「血氧銜接期」的時間，進而避開暈針的可能性。有的會先針以一枝或兩枝針來促進循環後，再正式地增加針灸的刺激。

另外我還要提到「拔罐」這個治療手法。我之前在電視新聞中有看到，有人因為「拔罐」而導致昏厥、不省人事，故由此引發了不少醫療上的糾紛。其實「拔罐之術」我研究了許久，先拋開其原理不說，我所要傳達的重點是，「拔罐」療法從上罐到使人的肌肉開始放鬆，也是需要時間的。當一開始「上罐」時，「罐子的吸力」對於尚未放鬆的肌肉而言，亦是一種「刺激」，所以「拔罐」也和針灸一樣，是有其大腦「血氧銜接」與否的問題，只是時間上又比「針灸」短了一些，不過要是患者的狀況不好，還是有可能會「暈罐」的！

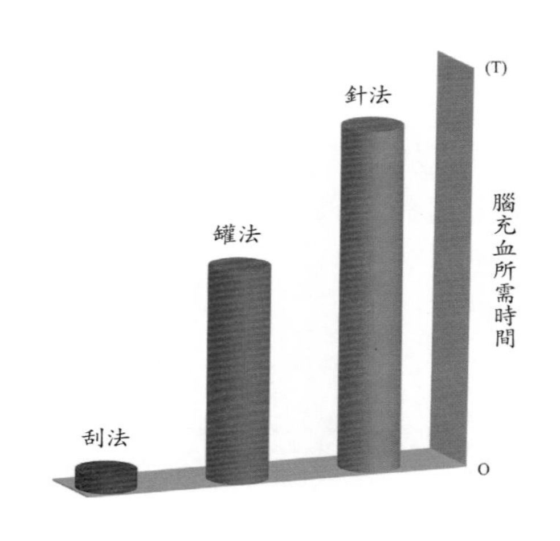

腦血氧銜接時間

而刮痧的好處，就是不論刮到哪裡，哪裡的血流量就會馬上增加、變快，所以只要事先在頸肩之處刮，就可以立即讓腦中的血氧量充足，以避開暈厥的問題！有些聰明的人就會聯想到：「若能在針灸或是拔罐之前，就事先予以刮痧來刺激血流，那麼不就可以避免掉暈針、暈刮、暈罐的問題呢？」是的！答案是肯定的。

已經暈了，該如何處置？

在我的工作經驗中，有患者進來時，已經是處於接近昏厥的「臨界點」狀態，他只要再加上些許的刺激，很容易就會承受不了而暈厥。雖然這種人不多，但總是有機會遇上的。若再加上醫師當天的狀況不好，本身過於疲累，或是患者人數太多，沒有注意到時，的確是有機會造成患者的「暈厥」。但不管如何，只要有妥善的補救方法，是可以馬上讓人轉危為安的。

令其仰臥

首先，不用說，一定要先停止對患者的刺激動作，再來，就是讓患者採取「臥姿」。「臥姿」其實具有以下兩個意義：

1.當我們平躺時，身體不必再施力維持坐姿或是任何身體姿勢以對抗地心引力，所以讓暈眩的人躺平，能使之肌肉群和精神放鬆。

2.幫助「心臟幫浦」輸送血液前往大腦。當我們的頭部與心臟在同一個水平線時，心臟把血液送往腦部是比較容易的，因為心臟節省了對抗「地心引力」的力氣，可以較輕易地把血液給送到腦部，所以心臟的收縮力不足時，採取「仰臥」是很重要的。

補充能量

我們可以對處於半暈厥狀態的人，先給予熱水喝。因為給予身體「增溫」就能夠加強循環的力道，以對抗暈厥。如果能夠給些「糖」吃，也是不錯的，這就如同上述「甜味可使人的抗壓力上升」的理由一樣，所以讓患者口中含些糖果，對於「暈針」或「暈刮」都有效，或是乾脆給予「熱糖水」喝，就更是一舉兩得了！

頭部刮痧

如果暈厥程度更進一步，仰臥的患者已無法起身或喝水的話，那又該如何呢？此時也無須緊張，只要利用刮痧的特性，也就是「刮動何處，則該處的血管運動和循環就會加快」的優點即可，所以此時我們要對患者的頭部進行刮痧刺激的動作。既然暈厥的成因來自於「腦部的缺氧」，那麼我們就直接在頭皮、兩額、頭側兩邊給予刮痧刺激，如此就能使頭部的血流增加，「暈厥」的狀態也就能夠很快恢復過來。

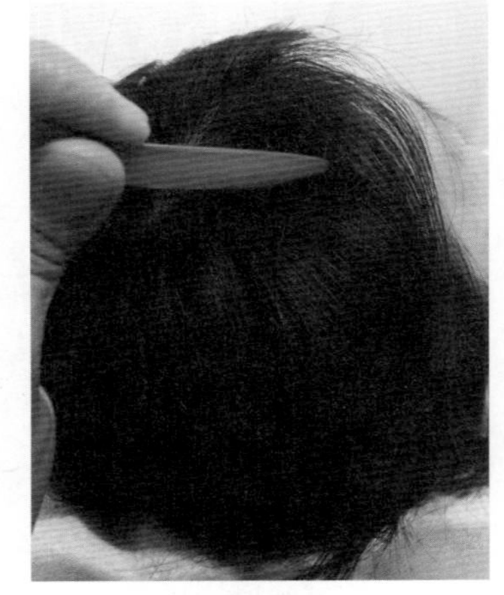

頭部刮痧

12 刮痧療法的非適應症

——一座精密的磅秤，終究是無法量出「長度單位」的！

什麼「症狀」不可刮痧？

最初學習「中醫」的時候，總以為「中醫」能夠治百病，自己常容易因此覺得自滿，但是當學習了數年之後，才漸漸發現「中醫」雖然有其專擅之處，但同時也有其極限存在。之後我終於明白，當醫術「學習」到了一個程度，「不是知道能夠做些什麼，而是知道不能夠做些什麼」！但這其實是代表了一種進步，而不是退步。就像認識朋友一樣，當看到了他的優點而欣賞他，還不算朋友，當看到了他的缺點還能夠接納他時，就是真正的朋友了。

後來學習民俗療法，也有相似的情形發生，起初很震懾於它的功效和便利，但日子久了，也發現其有所不專擅之處。嚴格說來，並非是它有什麼缺點，只是有些病症不是其所擅長的「適應症」罷了，就像是一座精密的磅秤，終究是無法量出「長度單位」的。

所以在介紹「刮痧療法」的優點時，也要同時介紹此療法的「非適應症」予以各位參考。

不適合刮痧者，包括皮膚狀態較脆弱的人。如皮膚已失去彈性者，或是有外傷、傷口、破皮者，還有皮膚受到感染，有紅腫、潰瘍、出血化膿者，或是有水泡、瘀腫、癰瘡、疤痕者都不能刮痧。另外就是患有糖尿病較嚴重者、皮膚含水量過高者，也都不適合刮痧。

還有一種是屬於心理上的，若患者心理上無法接受或是恐懼感太大，也不適合刮痧。

刮之無效的症狀

醫師若能準確地判斷病情，知道此症並非此法所能醫治，而提供患者適當的轉診或是告知，我覺得也是精良醫術中的一種，最怕的就是有些醫師礙於顏面，很難對患者說出「我無法醫治」之類的話，就自顧自地做了很多嘗試性的療法來治療。雖說有不少病症真的是模稜兩可，非得要試了才知道，但若能事先知道自己在療法上的極限和不適應症的話，就能提早告知患者轉往較合適的科別接受診治，如此也能讓患者少走很多冤枉路和少受很多苦了！

像我本身就聽過某些醫生說：「我們先開完刀再來觀察看看！」這……實在是不怎麼恰當的提議吧？

我遇過一個阿嬤，她有一次去醫院做健康檢查，驗血報告說她的白血球量很低，醫師又說這種現象很少見，要求她住院檢查，而且若能配合他們的癌症特別醫院研究，住院期間診療費將完全免除，就這樣她入院了整整一百天，每天都在打點滴。出院時她每天都覺得筋骨痠痛，且瘦到完全睡不著覺，她這個老人家是哭著來我們這裡做處理的，而且每次來每次哭，我就問她：「妳住院前原本有任何病痛嗎？」她說：「沒有啊！」我又問：

「那妳為什麼去住院呢？」這位阿嬤也答不上來，只說她下次打死也不會再這麼做了！

其實她就是在身體肌層組織中，含有太多無法代謝的藥水，造成她過度的神經反應，才會有痠痛不斷的現象，我也是花了好一段時日才幫她退掉這些無法吸收的液體，令之逐漸回復正常。

同樣地，刮痧療法亦有其不合宜的治療類型，如果患者有以下的狀況，就應當改尋它法來治療，不必繼續拘泥此法，我將之約略整理如下：

細菌性感染的發燒

當我們面對「感冒」所引起的發燒時，用刮痧療法確實會刮出不少的痧疹，但是「發燒」不會因此而退！理由之前有提過，這是因為感冒發燒的致病機轉與中暑不同，這是和細菌、病毒所釋出的「致熱源」影響「恆溫中樞定值」有關，所以若無法有效地殺菌和抑制病毒的蔓延，我想光靠刮痧來刺激體表散熱是無用的！此舉或許會暫時降溫，但旋即不久就又會燒起來。所以，此時我還是會建議患者用「內服」的方式來治療會比較合宜。

神經性的疼痛

刮痧療法除了可以治療中暑外，此療法還可以利用「活絡血路」的方式來治療「氣血不順」所引起之疼痛。不過，若是由「神經痛」所引起的肢體疼痛，就不是刮痧療法所能適應的範圍了！

神經疼痛的方式有幾個特點。首先它會有「廣範性」的疼痛，也就是疼痛的區域很廣，有時可從頭到腳，甚至遍布到全身。再者是它的疼痛方式有的是以「抽痛」為主，也就是痛感以「線狀」來呈現，這很可能就是「神經痛」的類別之一。

另外，神經痛的部位是「不定的」，明明好像是痛在這個區塊，但卻很難肯定到底是在哪個定點，這也是神經痛的特色之一，與「氣滯血瘀」型的「痛之不移」有很大的不同。

我早期在幫人刮痧診療時，就有發生過一時搞不清楚的情形發生。有一個神經痛的患者，一直說他身體的某一個區塊很痛，我就開始為他刮痧治療，但奇怪的是，我連續刮了一會兒，卻發現連一點痧都沒出，而且才剛刮完這邊沒多久，就又說那邊痛，症狀好像會跑似的，難怪神經痛在中醫裡被稱為「風症」。後來當我弄清楚神經痛的類型之後，再遇到類似的狀況，我就直接告訴他這是一種神經性的疼痛，亦可能是有「感冒」的現象，這並非我所能醫治的項目，也請他盡速轉往內科或是神經科就診。

組織發炎的熱症

我曾經治療過一個患者，他因為覺得不斷發熱而來求診。他沒有任何感冒的症狀，像是頭痛、打噴嚏、咳嗽之類的情形，故判定不是「感冒」所引起的發燒，所以我就開始幫他刮痧散熱。起先狀況很好，出了一堆又紅又濃的痧疹之後，他整個人就覺得舒服多了。但是隔天這位患者卻又出現了，他說他回去之後沒多久又開始發熱了，情況只有一時的好轉而已。

原本我以為只是「痧疹」出之未盡，所以又再幫他刮了一次，但這次他竟然又出了一堆又紅又濃的痧，交疊在昨天刮之未退的痧疹上，這時我就開始起疑了，因為照道理說第二次的刮痧，就算是有痧疹未出盡，也不應該還是相同程度的出痧量！可見這個患者的體內，有某處正在不斷「製造熱能」才會如此，所以唯一的可能性就是「體內組織」有發炎的現象。

所以當下我就建議他去看內科，檢查到底是何處的組織正在發炎，而且要趕緊處理。之後經過患者的自述，說他在檢查過後發現，原來他是盲腸炎所引發初期的「腹膜炎」，難怪當初他出痧最為濃厚之處，就是在右脇之下一帶，記得當時那一處的「出痧」特別紅，也特別深。

還有，若患者得的是「新傷」，比如撞傷、跌倒時所受的傷，或是工作上的努傷、扭傷，只要是有正在「發炎」的患處，當然也不能用刮板刮。但是遇到這種狀況，我還是會先替這類的患者做「刮痧」的動作，只不過刮的部位是在發炎處的四周及上段的地方，而不是在傷口處。這是因為初傷的患處，一定會有血凝氣滯的情況，若我們能事先刺激周邊的血路，使之通順，那麼傷患之處往往會好得特別快，而且紅腫熱痛的情形也會較為平緩。

之後除了適時的冰敷和上藥之外，就是要在短期內先吃一些「消炎藥」，來幫助發炎的勢頭過去，之後再來停藥治療。因為每種療法皆有其優勢，西藥裡的「止痛消炎藥」雖然不能拿來根治傷患部位，但是它卻對正在發炎的組織有很好的消炎止痛效果，能讓病患免除「紅腫熱痛」的發炎期之苦，而等待消炎之後，才可開始對患處著手治療。

胃食道逆流

有幾次遇過一些患者，他們都一直說胸口覺得很悶熱，有時候還會有刺痛的感覺，聲音也會變得愈來愈沙啞。起初我以為是胸腔之中有暑熱鬱積的情形，所以就不以為意，但經過刮痧治療後，發現這些患者在正中的胸骨上，出現了一道深絳色的紅痧，而且痧疹位置的對應處，就好像是從食道一直連接到胃部的模樣。當然刮痧散熱之後患者也表示經鬆多了，不過情形和上一例一樣，不久這個患者又出現了，而且再次刮痧的痧疹，其外觀和顏色竟也和前一次差不多嚴重，此時就判斷是「胃食道逆流」的症狀了，所以這是屬於內部器官問題，而非典型暑熱的類型。

當一個人胃口處的括約肌（賁門）鬆弛時，胃酸會從賁門上溢至食道、胸腔，這些胃酸所經之處就會遭到灼傷，而這些發炎處所產生的熱量和「暑熱在胸」的症狀表現有些類似，但是唯一不同的就是，若是由內部不斷發炎所引起的症狀，其出痧的情形會不斷發生，所以終究還是要回歸到內科的診療範圍才行。

更年期障礙

有不少年約五十歲上下的女性患者，時常會有「發熱冒汗」的狀況發生，有的會有臉部潮紅，就像喝醉酒一樣，更有的會有燥鬱、心情低落的情緒性表現。我也靠刮痧療法處理過不少更年期的女性患者，每次處理完的效果雖然都很好，能讓人的壓力、燥熱不耐立刻得到舒解，但卻只能維持一週的舒坦而已。畢竟這是人體內部賀爾蒙缺乏所造成的熱象問題，故解鈴還需繫鈴人，終究還是得往補充賀爾蒙、雌激素的方向去走才能真正對症。

13 特別疼痛與不易出痧

——全身性脹氣，又痛又不易出痧！

刮痧時覺得「特別痛」的二種症狀

全身性脹氣

其實這一種症狀，和「腹脹頭痛型」的患者是同一種病理症狀，只是反應的狀況不同罷了。若「氣體」無法被順利排出體外，那就只好被擠向身體內部較鬆軟、壓力較低之處。有的人肢體肌肉活動力強，緊實度和彈性都很好，此時就算有脹氣，通常也無法輕易地跑進。但若是遇到一些活動量不足的人，他們的四肢肌肉緊實度不足，所以常常會被「脹氣」所侵入，而造成四肢，甚至整個肩背腰腿皆腫的現象。根據經驗，這種情形以肌肉強度較不足的女性居多，尤其又是以從事「靜態辦公」的女性最多。因為這種工作型態其實對她們的腸胃消化是不良的，再加上肢體的肌肉很少活動，長時間下來會造成肌肉虛軟的現象，所以兩者合一而論，就容易有全身脹氣的情形發生。

醫學小常識

通常有脹氣的皮膚都會看起來亮亮的，那是因為肌肉群之間的縫隙被空氣充滿，經過膨脹拉伸過所形成的現象。

記得曾有好幾個上班族小姐跟我提過，她每天早上腫脹的情形都還好，但是到了下午的時候，她的兩腿就會變得很腫很脹，甚至連鞋子都快穿不下了！這就是因為早上剛起床時，腸胃尚未有食物進入，故沒有脹氣問題，但是一到了用餐過後，脹氣的情形就開始累積，直到快要下班的時候，肢體就已經腫脹到不行……。加上外食的餐點，為了要能好吃以吸引客人，幾乎口味都是以重油、重鹽、高鈉鉀類為主，所以消化不良的現象幾乎是現代上班族的通病之一。

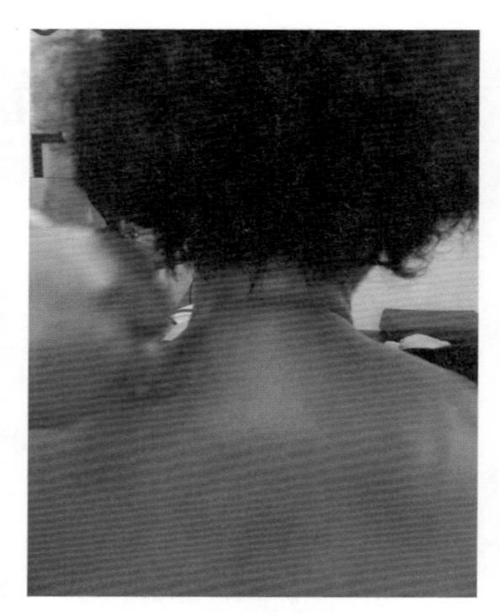

全身性脹氣

而一般身體腫脹的人，他們的表皮是被氣體往外「擠壓拉撐」的，所以皮膚的表皮早就已經在承受一定程度的壓力，若再加上刮痧的刺激，很多人是會痛到受不了的！「刮痧療法」，確實有某一程度的痛感，但是只要把握正確的刮痧要訣，其實刮痧的痛感算是很低的了，只是遇到這種「脹氣型」的患者，不管怎麼刮都會覺得疼痛，至於要如何處理，在之後會有詳細的介紹。

電解質不足

還有一種患者，「刮痧」對他而言也是會覺得痛的，那就是「電解質不足」的人。簡言之，電解質不足的人無法穩定神經，放電的情況很活躍，所以痛覺的敏感度也會上升。有不少中暑的人，有「大量流汗」或「嘔吐腹瀉」的情形，而這種汗、吐、瀉是喪失電解質的最佳途徑，所以若是患者在延宕了幾天後才來尋求治療，就比較有機會遇到這種情形。而這種患者的身上沒有脹氣的情況，但通常會顯得較為蒼白或是乾燥，這是第二種刮痧會有較強痛感的類型，而治療方法也會在後面介紹之。

刮痧時不易出痧的三種類型

當症狀幾乎完全符合「中暑」的條件時，還是會有人不易刮出「痧疹」來的！

全身性腫脹型

第一種依然是上述的「全身性腫脹」的患者！這一類型的人除了「痛覺」較明顯之外，還兼不易「出痧」，因為所謂的痧疹就是「微動脈外浮」的現象，但是當「皮層內」充滿了一層「氣體」時，不管是刮板對內部血管的刺激，或是內部的血管想要往外擴張，都多了一道「氣牆」阻隔，所以全身脹氣的人，是不容易被刮出痧的。

長時間中暑型

還有一種是「長時間中暑」型的人，這一類型的人，他們的鬱熱和血管都會比較「深沉」，所以會有暫時刮不出痧的情形，但是這種症狀將會在第二次刮痧時逐漸改善。也就是說第二次的刮痧，會使出痧的量和輕易度都增加，所以這只是刮痧次數上的問題而已，還說不上是難治之症。

精神緊繃型

第三種是精神性所引起的症狀。當一個人長期處在「精神緊繃」的環境下，他為了要時時處於戒備狀態以應付不斷而來的外在壓力，所以他的肌肉會習慣性的保持在一種張力之下。久而久之，他的肌肉摸上去就會像一層繃緊的沙發皮一樣，感覺上沒有什麼彈性可言。若是在這種情形之下，使用刮痧手法須要特別費一番功夫才可以刮出痧來。只是，像這種類型的患者，若一直處在相同環境之下，就算藉由刮痧以放鬆肌肉也只能維持一段時間而已，除非他離開了那個環境或是工作才有可能痊癒。

我有一個患者就是長期受到老板的壓榨和剝削，不但工作的時間過長而且還沒有任何加班費可領，有時候還得幫老板處理家中的事務，實在是可惡透頂！依我看來，這個惡老板肯定是看準員工的個性老實又缺乏社會經驗，所以才會如此吃定她，所以每次看到這個阿姨患者，她的肌肉狀態就是像這種「沙發型」的症狀表現。不但不容易治療，而且一陣子就又會回復原本的緊繃度。幸好後來她終於辭職了，肌肉也終於自行恢復了彈性，身體狀況也好多了。有趣的是，她現在的新工作同樣屬於不算輕鬆的清潔工作，但是老板和同事卻都和善多了。由此可見，光是去掉了這個「心理壓力」的因素，體質竟然可以差這麼多，可見人類的精神壓力問題對人體的實質影響有多大！

刮痧的實際操作

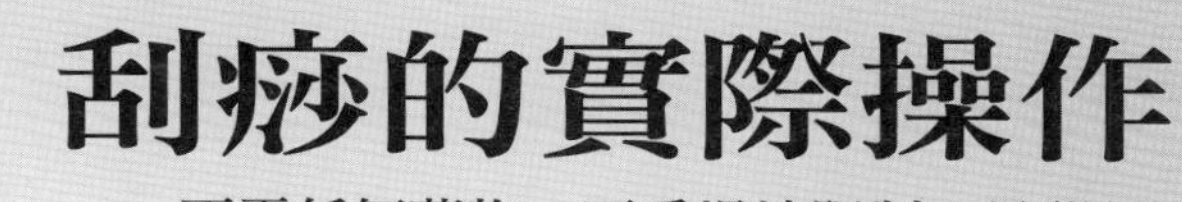

—— 不需任何藥物，不受場地限制，易學且無副作用的簡易法門！

14 總手法

我所謂的「總手法」就是指「固定一律」的手法。這套手法可謂是刮痧的標準起手勢，就算施術者不太清楚患者切確的中暑症狀，但只要能夠完成這套基礎的「總手法」，那麼不管是什麼樣的「暑症」，大多都可以好個七、八成左右，而狀況好的話也可能達到十成的程度。其他的只要針對較特別的「症狀」及「部位」再稍微加強，我想絕對是能夠「術到病除」的。

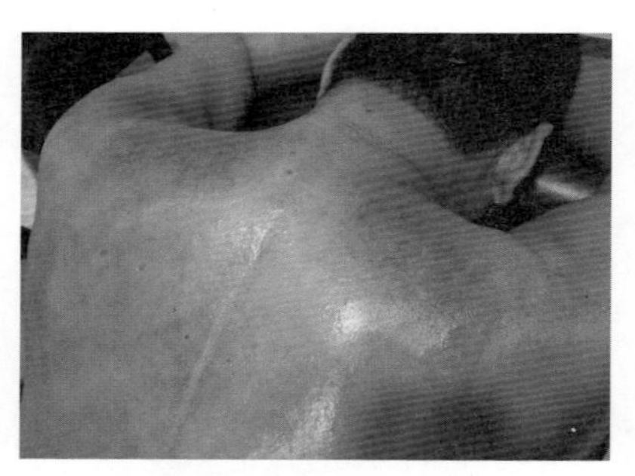

位於兩側肩部上的八字痧疹

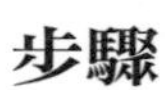

步驟

1. 先在患者的頸、肩、肩胛、脊椎兩旁予以基本的按摩，使其舒鬆。
2. 在患者的背部直接抹上潤滑

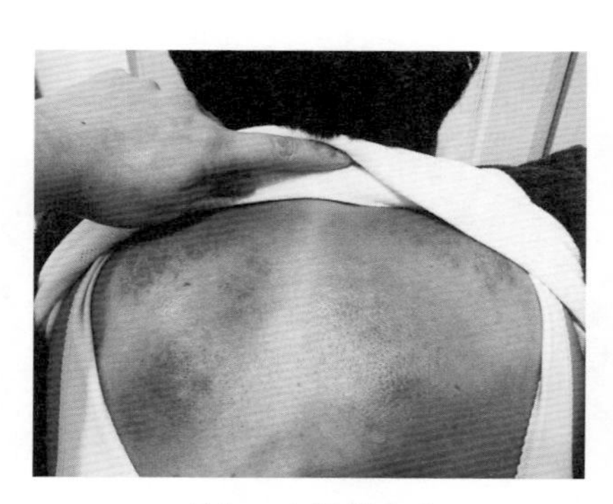

「介」字圖樣痧疹

劑，或是以刮板沾上潤滑劑，再進行刮痧的動作。

3. 如果將我們的「背部」視為一塊畫板的話，那麼，我們將在這塊畫板上面刮出一個「八」字。

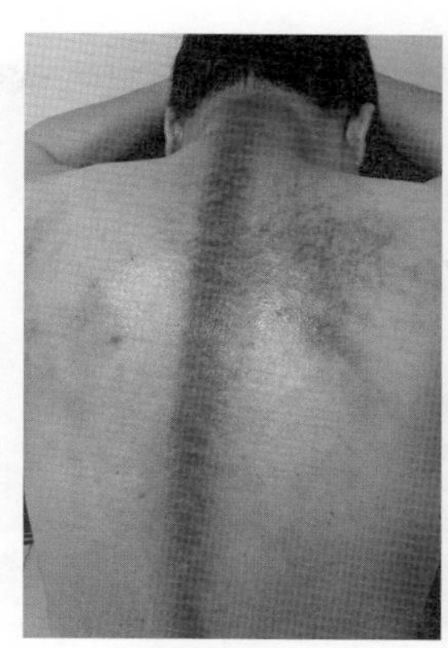

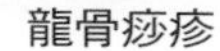

龍骨痧疹

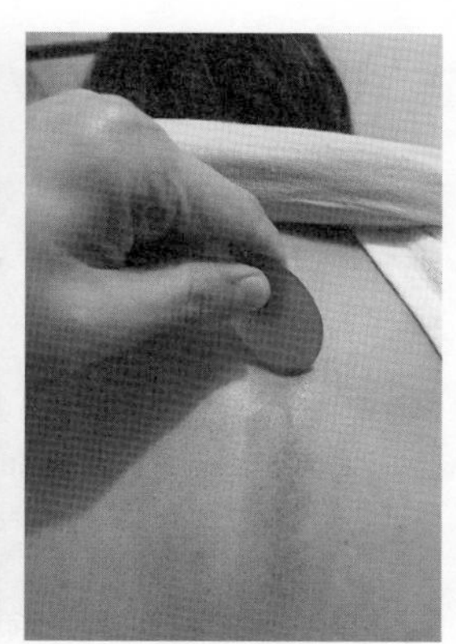

脊椎細部刮法

而這個「八」，是落在患者的「兩邊肩部」，以各刮出一道痧疹所形成。

4. 接著在兩邊肩胛骨的內緣予以刮痧，以形成二道彎曲等長的痧疹。加上之前的八字，就形成一個類似「介」字的圖樣。

5. 最後從「頸椎」開始，直往下連接「胸椎」、「腰椎」開始刮痧。不過，我所指的並不是脊椎骨的正中央處，而是在脊椎骨兩旁開始下陷處，也就是「脊椎骨」與「背肌」所形成的兩條「凹形溝槽」。所以必須利用「刮板」角度較小處刮之，若手邊有工具，亦可換成較「細扁銳長」形的刮板來刮。

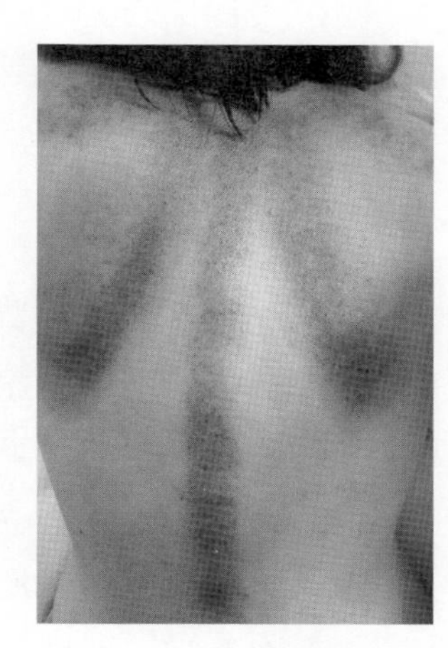

「木」字圖樣痧疹

6. 加上「脊椎」上的痧疹，這時在患者

背後遠遠視之，會形成一個類似「木」字的圖樣，如此便宣告完成，可令患者喝水休息。

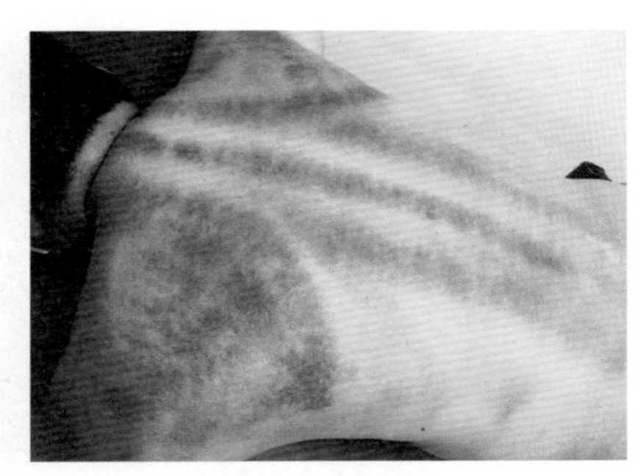

膏肓的痧疹

7. 在刮痧的步驟中，最初依然要謹記刮痧的角度、深度、速度及方向等各項技巧，只要多練習幾次，日後就能逐漸輕鬆上手了。
8. 當然除了要求刮痧要先從「頸肩部」刮起之外，其他不管是由「膏肓」先刮起，或是由「脊椎」先處理都無硬性規定，只要順手就好。
9. 最後可在腰部的肌肉部分加強刮之，一來可增加出痧面積，二來也可令腰部的旋轉及靈活度增加。

原理

有效散熱

首先，我所謂的在背部「刮字」，是指以「刮板」在背部所刮循的「方向」而言，並不是指要刮成如筆畫般的「線狀」痧疹為目的。所以開玩笑地說，就不必講究什麼「點、橫、豎、捺、鈎、撇……」等永字八法了，最重要的是要每一個筆劃皆能刮出「片狀」的紅痧，以增加能夠「散熱」的痧疹面積。因為畢竟刮痧治暑，就是以「有效散熱」為目的，故出痧最好是以「片狀」

為主。

按摩放鬆

按摩的目的之前有提過，是為了先讓患者的情緒緩和、肌肉放鬆，以降低刮痧時筋肉緊繃所形成的抵抗，如此便能增加「出痧率」和減少刮痧時的疼痛程度了。

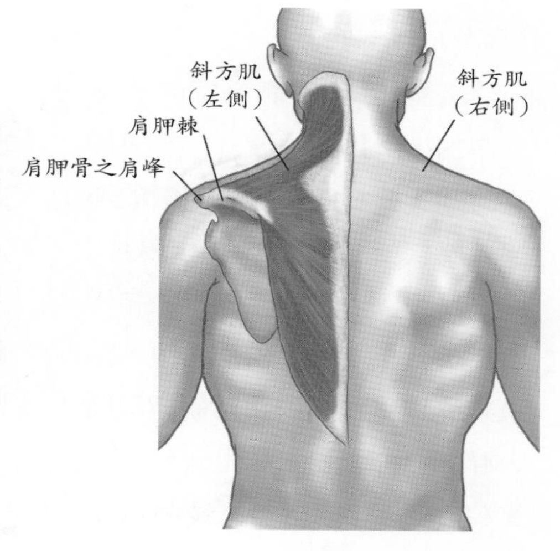

斜方肌解剖圖

肩頸鬆全身鬆

在肩膀兩側刮痧的用意，是為了讓全身背部的肌肉鬆弛，有一句話說，「肩頸鬆則全身皆鬆」。因為支持全身背部的二大肌肉群就是我們上半部的「斜方肌」和下半部的「闊背肌」。而「斜方肌」這一片大肌群就是與肩頸處連接的主要肌肉，如果這一帶的肌肉過於緊繃，則「斜方肌」牽連著「闊背肌」就會使整個背部變得很緊，如果能讓這一區塊先放鬆，則「整件背肌」也就能夠鬆懈下來，同時也能減少刮痧時「出痧」的困難度！所以這個「八」也可以稱之為關鍵性的「八」，很多人只要刮鬆這個區塊，他就會開始覺得有種很放鬆的感覺，而從肩頸上達至腦部的血流量也將會增加，腦部同時就會有一種「開始清醒」的感覺出現。故仔細解剖之，這個「八」字是刮在「斜方肌」之上的痧痕所形成的。

膏肓影響呼吸

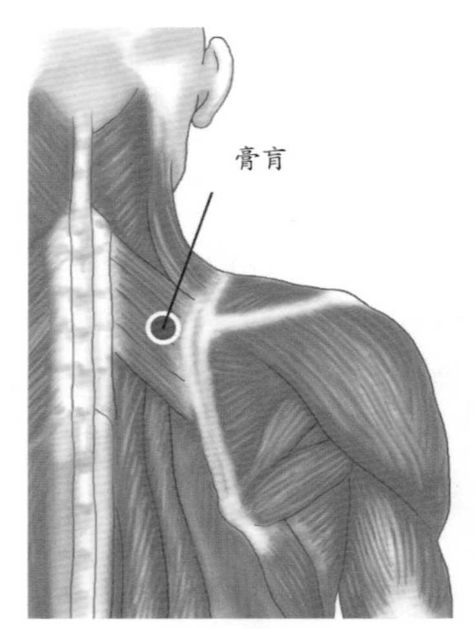

膏肓處解剖圖

人體為了要讓手臂的旋轉度增加，所以在「設計」上，除了肩胛骨的吞口與手臂臑骨的連接處能大幅度地活動外，最妙的就是肩胛骨與脊椎骨本身在結構上是沒有相連的，也就是說，如果去掉了肩胛骨周圍的筋膜和肌肉群，肩胛骨就會馬上「碰」一聲掉在地上！所以當我們以手臂在活動或是提重物時，除了手臂的肌肉外，同時在肩胛骨周圍的肌肉群亦有相當的使用率。因此，當人體的手部活動頻繁時，除了臂肌容易僵硬之外，肩胛骨與脊椎骨的連接肌肉群（俗稱膏肓），也會同時容易收縮僵直。而這一帶的肌肉一旦收縮過頭，將會直接縮小胸腔的空腔體積，這對肺部的伸展、呼吸動作及心臟的跳動都有很大的影響。故刮痧時，我們會把「膏肓」的部位列為一重要區塊來處理，只要能在此處有效散熱及讓肌肉舒鬆，對我們呼吸及進氧能力都會有極大的幫助。

脊椎與腦血氧量

「脊椎」、「龍骨」這個區塊是很重要的關鍵點，因為是否能夠有效散逸「腦脊髓」系統的高溫，對於一個人腦中的「血氧量」是否充足，有著很重要的影響，而腦中的血氧量又和一個人是否容易嗜睡、精神不濟、記憶力減退有關係。

曾經有患者質疑：「『脊椎』聽說是不能刮的啊！怕會對『中樞神經』造成傷害！」，有一句話說得好「聽別人說不如聽專家說！」其實「中樞神經」一直是包藏在堅硬脊椎骨之中的，換句話說，我們要用刮板刮到「中樞神經」進而破壞它是不可能的，如果中樞神經是呈現裸露的狀態，那麼我想，人只要不小心往後跌一跤或是靠到椅背，就足以讓人癱瘓。但是放心，絕不會如此輕易發生的，因為我們人體的構造是「Made in God」，所以是有一定的保固作用。

我們的脊髓不但可以刮，而且我大多還把它做為「重點區塊」在處理！當然，我們不要在背脊的正中央頂端刮之，因為那裡離骨頭真的太近了，硬刮怕會有「筋膜發炎」之虞，所以我們把角度斜放，於脊椎的兩側邊緣凹溝處刮之，使之出痧散熱即可。

而這條路線的起始點是由「頭後髮際」開始，經過了頸椎、胸椎而連至腰椎上段為止，一般腰椎下段不必盡刮，因為暑氣很少會侵至腰椎下段。

只要完成以上幾個動作，患者的背部就會形成一幅近似「木」字的「粗體硃砂」字樣，這樣子就已完成了「刮痧治暑」的基本綱領動作了。

刮腰肌有益久坐族

在闊背肌的中、下段，也就是從「肩胛骨下緣」至「髖骨的上緣」一帶，會形成左右各一股、兩條垂直隆起的腰肌，對這一帶刮痧，具有能夠散去胸、腹部鬱熱的功用，而且刮完後，對於人體前後的俯仰動作會有明顯的幫助，尤其對長時間採取坐姿的人是很有益處的，比如學生、司機、辨公人員等皆是。

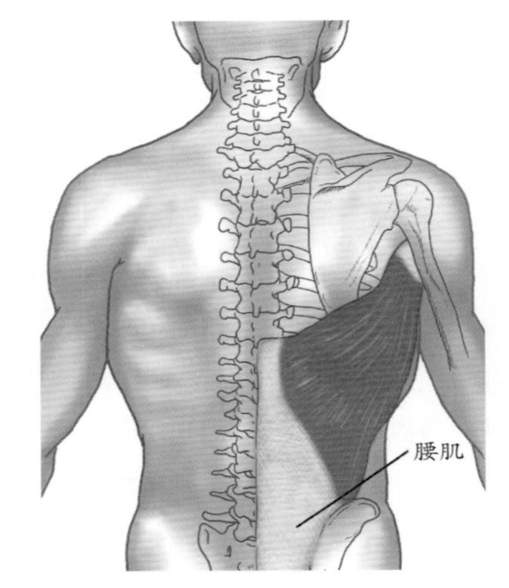

腰肌解剖圖

15「頭重、頭頂脹痛、昏沉、精神不濟」的刮痧手法

步驟

1. 如果在完成「總手法」後，患者還留有以上標題所述的症狀及感覺時，可在患者的「頭頂部」連至頭部的「後髮際處」再予以加強按摩放鬆，手法可以稍微用力，令其有「刺激恢復」的作用產生。
2. 刮板先不沾潤滑劑，於頭頂至後髮際處，隔著頭髮刮之，由上往下循之。注意，要適時避開長有「痘瘡」之處。
3. 於「後髮線處」加強上下刮動，以刺激重點出痧。
4. 若「頸椎出痧」不夠理想者可再次加強。
5. 詢問患者感覺，覺得

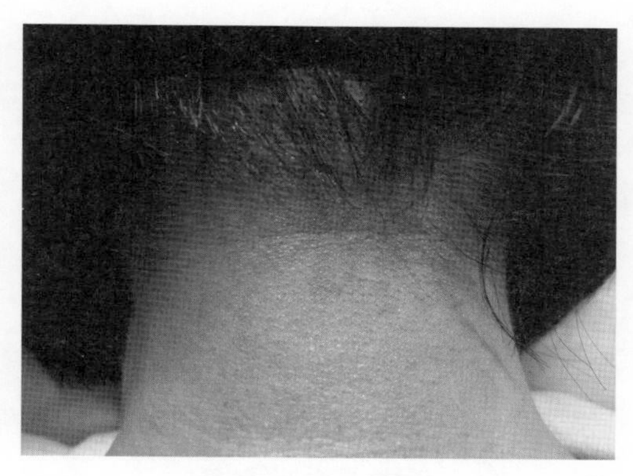

後髮際線痧疹示意圖

症狀解除後便可令其喝水、休息。

原理

針對清楚的訊號源，進行重點治療

人類的「神經反應」就像是一處「訊號源」一樣，當我們人體上同時有多個「症狀點」，那也就代表同時有多個「訊號源」存在，此時我們人體的症狀就會變得很混亂，使人有一種講不出來，無法具體描述的感覺。但是一旦我們完成了刮痧的「總手法」之後，便會有大部分的訊號源被消除掉，患者就會從無法描述的混亂感覺，轉變成能清楚描述「剩餘症狀」的狀態。

此時我們只要再針對這股清楚的「訊號源」來予以治療即可。在這裡我所要講的就是，假設完成了「總手法」，患者依然覺得頭部的「頭重、頭頂脹痛、昏沉、精神不濟」等現象尚未清除，我們就應該進行重點治療和補強的動作。

刺激頭部，血流更順暢

我們可以利用「刮板」來刺激頭皮上的神經和血管叢，使得血流更加順暢，同時神經也能更加活絡，如此便可以幫助精神和思緒的回復。有些人自己備有「頭刮」，也就是長得有點像「梳子」的器具，像這樣的器具是專門為了「刮摩頭皮」所設計的，所以當然也可以拿來使用。

不過，要特別注意的一點是，大多頭頸一帶有「血路瘀滯」的人，他的頭皮上會較容易有「小痘瘡」的生成。很多時候我也會反向利用「頭皮是否有長痘瘡」此點，來診斷他肩頸的循環狀況是否通順。我們若刮到這些小痘瘡要適時避開，不要硬刮、蠻刮，因為這樣會加重患者的痛楚和自然反抗，若是有「暈刮」或「感染」的副作用出現，那就得不償失了。其實只要順利地完成刮痧療法，讓他肩頸的血行順暢，隔天他頭皮上的小痘瘡往往就能不藥而癒、自行消失了！

不可遺漏的「髮際後緣」

我們的「髮際後緣」，正處於頭、頸的交界處，此處由於結構和形狀會形成一條天然的溝渠，所以它可以暫且作為「血流緩衝」的空間，很多時候，這條縫隙也較容易發生瘀積。因此，當我們的頭部血行不暢時，就要特別針對這一道溝渠來進行刮動，使得血氣能夠重新流通運轉。

再者，觀中醫的穴道循行圖，在後髮際線上有很多條經絡經過，如督脈、足太陽膀胱經、足少陽膽經均會經過此線。

換句話說，「髮際後緣」是許多重點「神經叢」的匯集處，若能夠予以刺激，雖不如針灸的「遠端反射」作用，但卻能對頭頸一帶的「血液循環」有莫大的幫助。而刮痧的手法最好能夠由左至右，小幅地上下來回刮之，以出痧為度。

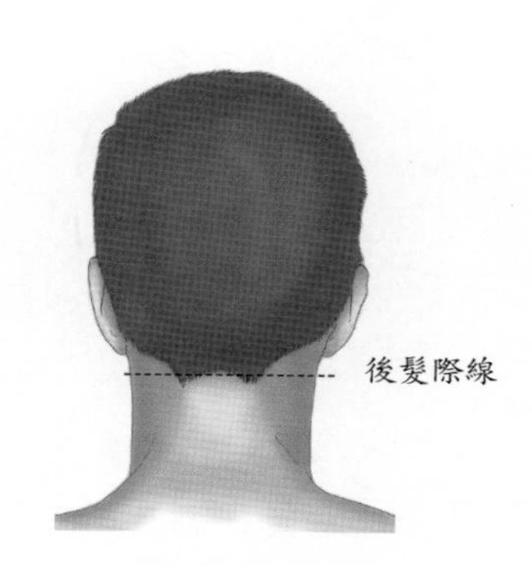

後髮際線經絡圖

我曾經遇過一個賣素食藥膳的師姐來求診，當我看到她的時候，就發現她的神情困頓、精神恍惚、眼睛還有些半閉不閉的情形。但奇怪的是，她已經有給別人刮過痧了，而且據我仔細觀察，她的背後出痧面積也實在不算少，但既是如此，又為什麼會沒有效果呢？

後來我才發現，原來在她頭後的髮際線上，完全沒有被刮痧處理到，所以導致她的頭、頸部循環依然沒有開通。記得我當時只是強化她後髮際的刮痧而已，她就表示已經舒服多了！所以我要說的重點就是，有時候或許只是差那麼一些些，也會有關鍵性的影響力。

16「眼睛疲勞，視力模糊、易生血絲，眼部周圍易癢出淚，偏頭痛」的刮痧手法

步驟

1. 按摩、完成總手法後，尚有以上症狀者，可於太陽穴一帶，也就是「眼尾」至「耳朵」前的區塊輕刮之。另外，「眉稜」一帶亦可刮之。

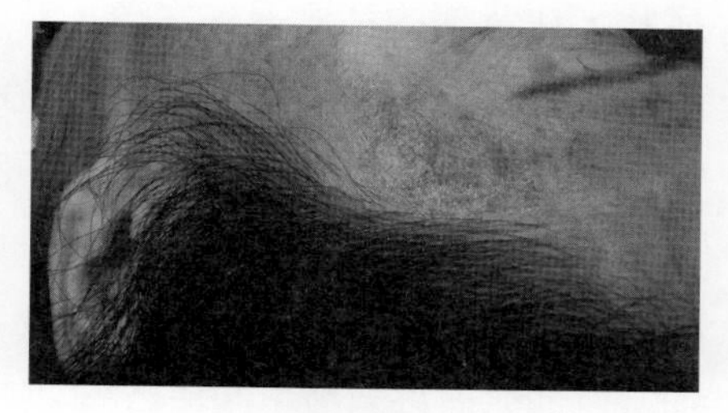

太陽穴處痧疹

2. 方向由前往後刮動，以出痧為度。
3. 若症狀嚴重者，繼續往「耳下頸側」一帶刮之，手法不宜過重，以加強「刮痧的次數」來換取出痧的程度。
4. 待症狀減輕後，便可停止刮痧，令其休息、飲水。若是眼睛易

✚ 刮痧小叮嚀

在太陽穴和眉稜一帶刮痧有強化頭部及眼睛一帶血液循環量的功能。

澀者，最好以淡鹽水代替一般的飲用水。

原理

眼部缺氧

通常在眼睛一帶會有症狀者，尤其是眼睛的「功能性」衰退，如視物不清、暗淡、視力暫時性的減退，都是因為眼球的周圍血行不利，導致血液無法供給眼球足夠的養分及氧氣，故使得視力等功能下降。在中暑患者的身上，經常可以看到他們有視力方面的暫時性下降，這都是因為暑症造成「眼部缺氧」所引起的症狀，在背部的刮痧退熱之後，若能在眼睛周圍再以刮痧手法予以刺激循環及散熱，眼部視力將可在短時間內恢復正常。

當眼睛一帶的血行不良和熱量無法散逸時，也將會產生眼球上的「血管」因瘀積而膨脹、形成血絲，更嚴重者將會有眼壓及壓力型偏頭痛的發生。治療方式一樣是由刮痧手法來做疏通處理，以期能血行熱散，諸症自除。

不過，若非暑熱或是瘀滯所引起的眼部功能減退或出血，請盡速就眼科檢查。（比如完全刮不出痧或是刮完症狀並未解除者。）

頸側瘀積

「眼部的循環」有不少部分是來自於頸側的血液供應，若是發覺眼部周圍的出痧量偏多，那想必在頸側一帶亦是有所瘀積，故刮完眼部周圍後，還需要在「頸側」予以刮痧處理。只是手法不宜過重，因為此處的肌肉紋路較細緻，刮之所引發的疼痛感較強烈，所以建議以刮動的「次數」來累積刺激的效果以出痧。

我也有遇過患者不敢嘗試頸部刮痧的，而他們最常質疑的就是，怕刮痧的動作會刮到「大動脈」而造成危險，所以才不敢嘗試。

這也是患者只知其一不知其二的疑慮罷了。一般動脈的設計，是用來運送充氧血至全身各處，所以它的血管壁不但厚而且韌，如此設計才能承接由心臟幫浦打出的血液，以承受極強的「動脈壓」！

不過也的確，若是動脈管壁有所破損出血，往往是很難止血的，這也將會對生命造成威脅。

但是我們也別忘了，人體是「Made in God」，所以「動脈」在設計上，是被埋藏在肌層組織的深處，等閒是不易使之破損受傷的！一般連「車禍」這麼大的衝擊力，也不易使動脈破裂，更何況只在表皮輕刮而已，實不必太過於憂心！

所以害怕「刮痧手法」會損害頸側的「人迎動脈」使之出血，我想絕對是一件「杞人憂天」的事情。

17「淺眠、多夢、睡眠障礙」的刮痧手法

步驟

1. 按摩後，確切完成「總手法」，特別加強「脊椎」一帶的刮痧。
2. 若出痧深沉，痧疹顏色較深、濃，可以直接在脊椎上塗抹「酒精」，以幫助散熱。
3. 待患者有放鬆、想睡的感覺時，大致上便是症狀解除的時候。
4. 令其休息、喝水，睡前半小時可吃一點「鈣片」幫助入眠。

原理

腦脊髓系統過熱易多夢

腦脊椎（CFS）系統在構造上本來就是自成一體的，而這個系統最主要的細胞大多是「神經元」，所以若是這個系統所蘊含的熱量過高，神經衝動也將會變得比較頻繁。在這種情況下，人體的大腦不容易進入放鬆狀態的腦波（θ 波），而是處在較忙碌的 β 波，因此人體會處在較為「淺眠」的狀態，就算勉強入睡，這些神經訊號也會轉為「夢境」，讓人有多夢、紛亂，甚至惡夢連連的情形出現。

我們治療的關鍵點是在於如何有效地把「腦脊椎系統」的溫度給降低。以刮痧療法而言，就是在椎脊（龍骨）上使之出痧散熱，若能把熱度降低，使神經訊號減少，則人體自然就能少夢好眠了。

我曾有一個姪輩的親戚，有一陣子常說他自己能看到不該看的東西，而他也去了某些宮廟找人收驚祭解過，但情況總是時好時壞。後來有一次他來找我看診，我就發現到他「腦脊髓系統」的熱量蘊含量相當高，且情況已經維持了很久，之後我幫他在「脊髓處」刮痧治療，發現所出現的痧又黑又紫，還有許許多多的「小瘀點」密布其上，而且以手觸之，感覺是發燙的。

之後我詢問他的生活習慣，發現他不但喜歡晚睡、熬夜、上網，也常常愛吃一些刺激性的食物，加上他白天的工作又十分忙碌，所以在長期的「虛火」加「勞熱」的反復累積下，讓他的神智逐漸昏沉不清，甚至有「易怒」和「幻想」的傾向，而且到後來，晚上就算想睡，也無法入眠！

幸好他年紀尚輕，經過一、二次刮痧散熱後，整體的情形都已經好轉，幻想的情況也消失了，不過年輕人沒那麼聽話，「生活習慣方面」我想暫時是不會有什麼改善的，只好交代他如果日後還有類似的情況發生時，就直接來找我處理，不要整天疑神疑鬼的。

借用酒精的揮發性

「酒精」是一種揮發性極高的液體，它「吸熱揮發」的功能極佳，所以若是發現在出痧處的溫度很高時，建議可以在「出痧處」塗上酒精以加強散熱的速度。不管是在哪個部位，都可以依法加速散熱，故以前才會有人以潤滑度較差的「米酒」來沾著「刮痧」。

嗜睡是放鬆的反應

一般有「缺氧症」的人，往往都無法達到「深度的睡眠」，而一旦能夠釋放體內多餘的熱量，回復血液中應有的血氧量時，身體自然會有一種想要休息的「嗜睡感」，這是一般患者在「暑症解除」後時常會有的生理反應。

常有患者在刮痧刮到一半睡著的，或是半睜著眼問我：「可以邊刮邊睡嗎？」通常我都會讓他趴睡以繼續刮之，待刮完痧後，如果他依然熟睡未醒，只要是患者不多，我都會讓他繼續再睡一會兒，才叫醒他。有一次就有一個患者給我睡到在打呼，我看當天患者量不多，我就真的讓他好好睡，還乾脆幫他關了燈，之後等他醒來時，我還笑著問他：「要不要來一杯咖啡？」

鈣質有助於穩定心情

「鈣質」的攝取對於心臟的穩定性有一定程度的幫助，所以若能夠在治療恢復期間吃一些「鈣片」，是有助於穩定心情、幫助入眠的，如果家族體質為容易結石者，可特別選取可溶性的「檸檬酸鈣」來服用，以免造成結石。

暑症引起的睡眠障礙

其實會導致「睡眠障礙」的原因有很多，比如說思慮過度、精神壓力過大，或是體液、血量不足或腸胃脹氣等狀況，都會造成難以入睡的情形。而這裡所說的治療手法，是比較針對「暑症」所引起的睡眠障礙而言。

18「頭暈、耳鳴」的刮痧手法

步驟

1. 在按摩與完成總手法後，視其精神狀態如何，若精神狀態尚可者，可直接於兩耳之下、頸側一帶予以刮痧，方向由上往下，手法宜輕，以刮痧次數取代力道的不足。

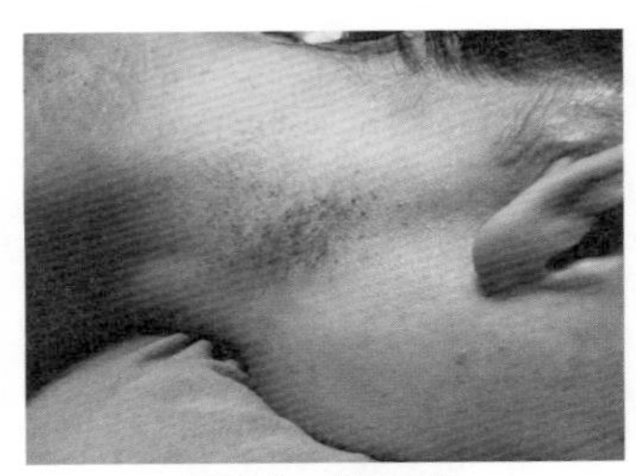

頸側一帶痧疹

2. 接著在肩膀的上緣，由上斜下刮往「肩井穴」處為止。（肩井穴即鎖骨與肩胛棘的交叉處）
3. 若精神狀態不佳者，或暈眩程度較高者，可令其側臥，以單面朝上，先刮一側，出痧後再換另一側刮痧，以能出痧為度。
4. 若痧疹的釋出溫度偏高者，可以用「酒精棉」來擦拭以幫助散熱。

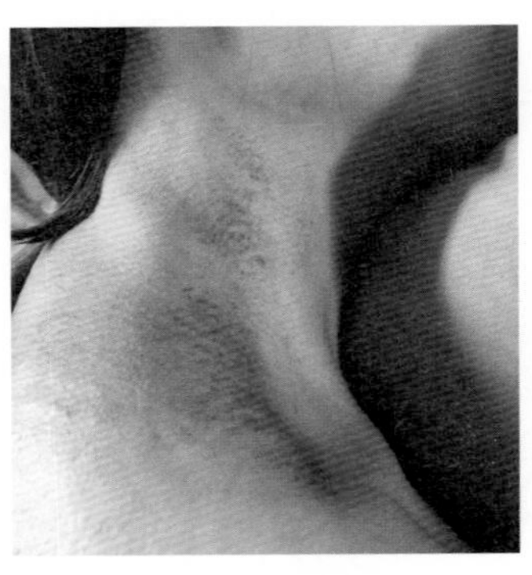

肩膀至肩頸穴處的痧疹

5. 待患者暈眩程度好轉後，再令其

緩緩起身坐定。

原理

內耳壓力

在中醫的「傷寒論」中有記載，兩邊「耳下頸側」處，是屬於「足少陽膽經」所過。

當此路徑受到風寒入侵時，常會引起頭暈目眩、反胃欲嘔的情形。之前的章節有提過，暑症患者，他們體內的高溫會使得「內在壓力」上升，又因為「內在壓力」充填在肌肉空隙間，會使整個組織膨大，筋肉也會因此變得十分緊繃。同理，此時若是「耳下頸側」的筋肉因「暑症」的影響變得緊繃，這股壓力可能就會因為推擠，而改變了「內耳」的壓力！一旦內耳的壓力改變，很可能就會影響「平衡感」，造成「暈眩」的症狀，甚至有「耳鳴」的症狀出現。而唯一的對應方法就是「散熱釋壓」。

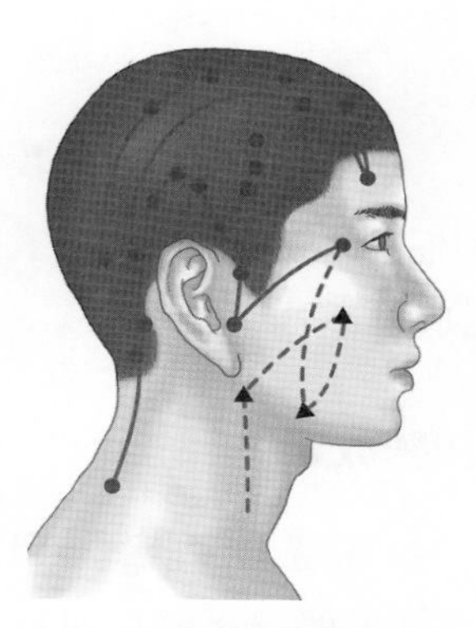
頭部膽經循行圖

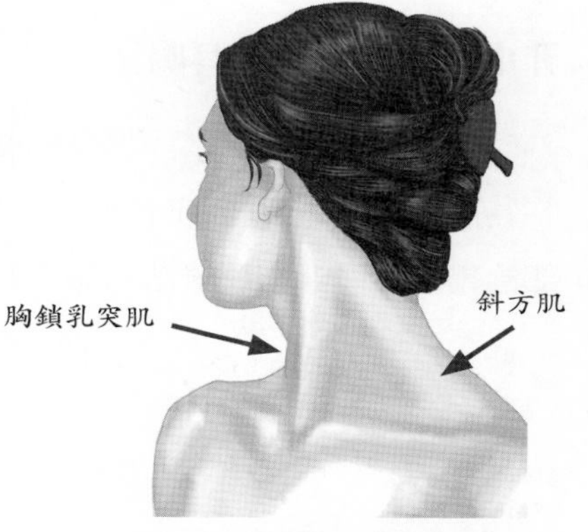

斜方肌與胸鎖乳突肌外觀

散熱止暈

所謂的「耳下頸側」也可以說是「解剖學」中的「胸鎖乳突肌」一帶，而另外從肩膀上緣連至「肩井穴」的部分，其實就是指「解剖學」中的「斜方肌」上緣。這兩條肌肉所構成的路徑，大致就是能影響內耳壓力的肌肉群。

所以，一樣地，我們利用刮痧手法來加強此區域「熱量的釋出」和「肌肉的放鬆」，如此便能使「內耳」的壓力回復，以達到止暈效果。

側躺放鬆

在這個症狀裡，患者的「姿勢」是須要特別注意的，因為有此症的患者，一般是無法久坐的，甚至是連一會兒的時間都撐不住。此時就要先令患者側躺，使其在放鬆的狀態下，擇其一邊的重點區域先進行刮痧，待完成後，再令患者翻轉，於另一側刮之。

其實只要是患者的狀態不佳時，不論何種症狀，均可以在「臥姿」的狀態下進行刮痧療法。

非中暑症狀的頭暈耳鳴

我必須強調，若是沒有任何中暑症狀的「頭暈、耳鳴」，或許為高血壓症狀，也或者為中醫所說的腎虛之症，如此就得從內部治起了，而非刮痧療法的適應範圍。

19「肩膀僵硬」的刮痧手法

步驟

1. 先完成按摩和總手法，然後在肩膀上的斜方肌加強刮痧。當然，若在進行總手法時就已經出痧完全，且患者的感覺也已放鬆時，便可不必再次予以強制刮痧，除非患者表示尚未完全輕鬆。
2. 若總手法已經結束，患者依然覺得肩膀僵硬、尚未舒展的話，那就代表有「勞熱累積」的肌肉群不僅只於此，我們就要再特別往外延伸刮痧的範圍。此時我們可以針對「肩頭的內外側」一帶及「肩胛棘下方」的大、小圓肌進行刮痧。
3. 若覺得延伸的肌肉特別僵硬不舒，依然要事先予以按摩比較好。刮痧依然以出痧、肌肉放鬆為度。

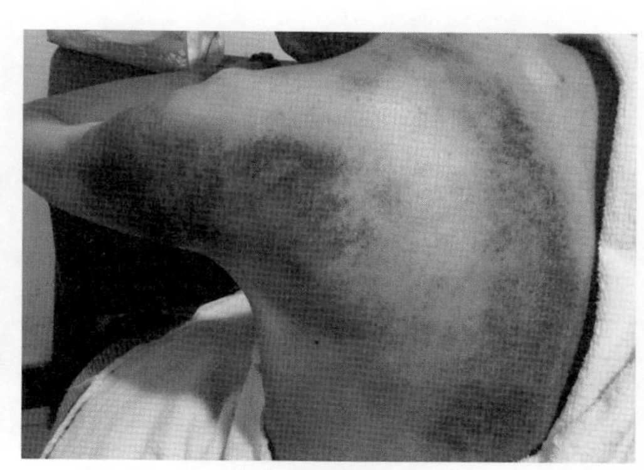

大小圓肌處痧疹

原理

一般「肩膀」因勞累緊繃，只要直接在此部位刮之出痧即可，但若發現刮痧後雖有好轉，卻依然有不舒服的感覺，那很可能是與「斜方肌」有裙帶關係的肌肉群依然緊繃未軟，因為在構造上的互相牽拖，而使得肩膀尚有一定的緊繃度，但這已非肩膀的問題了，所以對此區塊再強加處理也不會有效果出現。

「斜方肌」附於肩胛骨的內緣，相對地，肩胛骨外緣則是連接著大、小圓肌群和手臂的三頭肌。由於這一帶的肌群常常會因為勞動而造成緊繃，所以一旦此區塊造成了緊繃，處理時，往往會有「隔山打牛」的效果，讓人搞不清楚狀況，因此我們只要沿著用力的肌肉群，給予刮痧處理即可，有時甚至不必刮痧，只要找對位置正確按摩即可解除症狀。

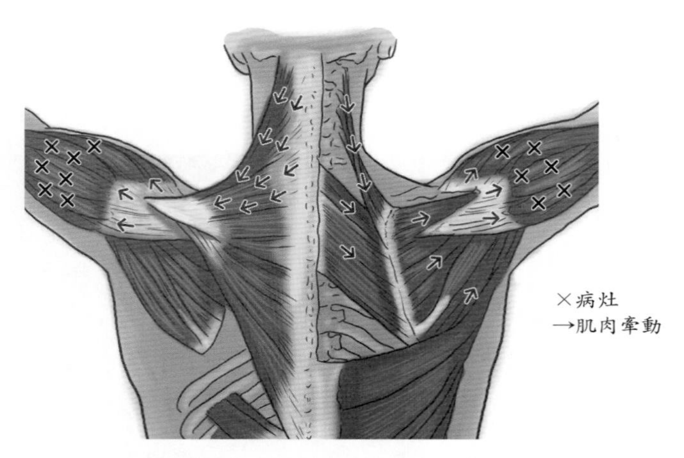

肩膀僵硬之病灶與牽動之肌肉示意圖

20「暑症落枕」的刮痧手法

步驟

1. 在進行「刮痧」的動作前，先於「落枕」的那一側加強按摩，尤其在該側的「膏肓」和肩胛棘下緣一帶的肌肉，要多給予按壓和舒緩。在解剖學中，膏肓一帶的肌肉群分別是「大、小菱形肌」，肩胛棘下緣一帶的肌肉則是「大圓肌」、「小圓肌」。

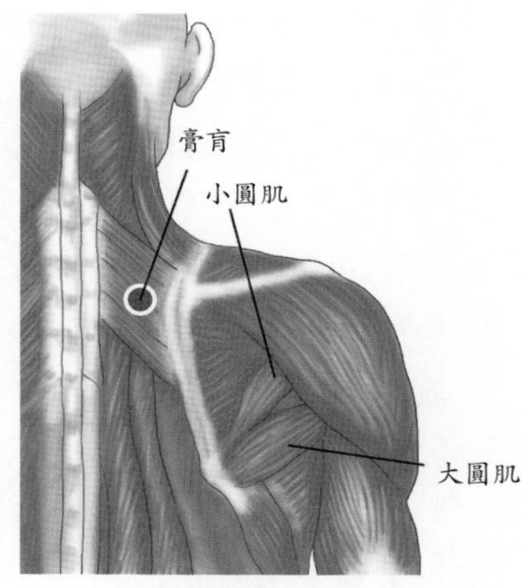

大小圓肌解剖圖

2. 須要注意的是，總手法後，在對這個重點區塊進行刮痧時，要先令患者將「落枕該側」的手臂往前伸置於桌上，或是令其手臂稍扶在自己對側的肩膀上。這個姿勢能讓患者的「大小圓肌、大小菱形肌」處在伸長舒展的狀態，此時我們予以刮痧，可以較容易刮出痧疹和減輕患者的痛感。若患者的手臂是以垂直放下或者是往後擺放，這一帶的肌肉是處於收縮糾結的狀態，這時候是很難有效刮痧的。
3. 刮痧的方向有二，一為對「膏肓」由上而下，沿著肩胛骨的內緣，畫出一個弧形，這是屬於肩胛內側肌肉的部分。在肩胛外側則是對於大小圓肌由內而外刮之，以能出痧和肌肉變得較鬆軟為度。

4. 如果落枕的情形尚未完全改善，則在落枕該側的「頸椎」上加強刮痧即可。

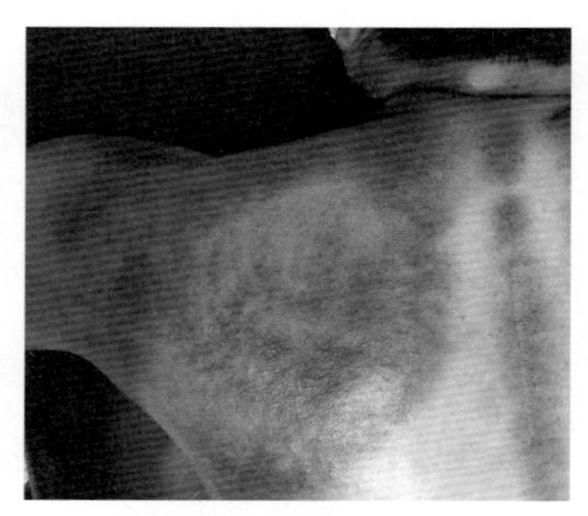

膏肓與大小圓肌出痧圖

5. 偶爾會遇見「落枕」狀況較嚴重者，會發現在其肩頸局部有「內出血」，呈現一團軟而凸起的塊狀物，此時就要尋求以「放血療法」來做處理。因為此時落枕的原因是由於「血塊的瘀積」壓迫到肌肉的有效伸縮，所以已不是「刮痧手法」所能處理的範圍了。

原理

局部勞熱累積過度

之前有提過，這種「缺氧型」的落枕，大多是前一天或是連續好幾天的臂膀過度勞動，使得局部的勞熱累積，而在肌肉又無法好好放鬆的狀況之下就會發生！這種缺氧症有時是全身性、對稱性的，有時只是局部性的肌肉缺氧、緊繃，但是只要能針對相關的肌肉群予以刮痧療法刮之，往往就能出痧而癒。

在我的印象中，常常發生這種情況的人，以看護、美髮師、油漆工和新手媽媽等為多，因為他們都是須要經常性、長時間地使用大小圓肌、大小菱形肌這一帶肌肉群的人。看護經常有「攙扶」、「拖移」的動作，美髮師、油漆工則有長時間舉起手臂的動作，新手媽媽因為要一直用手抱著嬰兒，所以這一帶的肌肉群也很容易僵直變硬，而且患者的確都以女性居多。

我都會建議經常從事這類動作的患者，在休息或下班時，記得要自己多去拉拉筋、按摩活血一下，或是塗一些舒筋活血的藥膏、噴劑在較緊繃的肌肉群上，以幫助肌肉回復彈性。就算再次發生「落枕」的情形，也比較不會那麼嚴重，對醫者而言也比較好治療。

勞動不等於運動

其實肌肉會變硬，大多是「等長運動」而非「等張運動」。所謂的等長運動，就是肌肉在保持「相同長度」的狀況下用力，如被罰半蹲、提重物、拔河，套一句流行語就是在「hold住」的狀態下用力，這是比較容易發生肌肉僵直和痙攣的情形。而「等張運動」就是在「相等的張力」下，但肌肉卻可以在「不等長」的狀態下來回自由伸縮運動。肌肉在經常拉伸之下，是比較不會有變硬的情形發生，如一般的有氧運動都屬於這類的運動方式。

所以建議時常在以「等長hold住運動」工作的人，在工作結束之後，最好再做一下「等張拉伸運動」以柔軟僵直的肌肉為佳！

其實這個觀念非常重要，很多肌肉緊繃的人我都會建議，若下班後能再做一些有氧或是拉伸的運動，往往就能夠解除或是延緩肌肉過於僵直的狀況。但很多人都會質疑，我上班累了一整天，不是就有運動到了，幹嘛下班還要再累一次？所以我常常還要費一番心思跟他們解說「勞動」不等於「運動」的觀念，也就是這裡所說的「等張」與「等長」運動的差別性。

記得有一次，有一個豪爽的「壯士」，是從事建築行業的師傅，我們俗稱「做土水的」，他很認真地說：「有哇，我每天下工回家都會運動啊！」我聽到後心下頓時充滿敬意，竟然有人能在那種從事高度勞力工作的情形下，回家後還能夠注重養生運動，真是難能可貴呀！我好奇地問了一下，他下班後都從事哪一種運動？只聽他說：「我下班後幾乎都一定會和我老婆吵架，每次吵完都會流得滿身汗，這樣不就是運動了嗎？」我聽完之後只能暗自做些吐吶，以免傷到自己……。

非中暑的「落枕」

「落枕」的情形有時稍嫌複雜，因為除了肌肉的勞熱緊繃因素之外，「感冒」和「瘀血」也會造成落枕的情形，這兩種因素所造成的「落枕」就非刮痧的適應症了。「感冒」所引起的症狀其實較好解決，只要照一般的感冒症狀去處理即可，而「瘀血壓迫」所造成的落枕就比較麻煩了，我所謂的麻煩並不是因為難治，只要能準確地找出瘀積處予以放血即可治癒，只是「放血」這項技術並非到處都有，而且目前這項技術和「刮痧手法」的情形類似，也是因為缺乏具體的「學習步驟」和「科學背景」而造成醫者學習素質良莠不齊的狀況。西醫是不用說了，正統的中醫內容大多也只有到「用藥」和「針灸」兩項，放血之術亦非其擅長，故若要找到懂得放血的醫師實非易事，這是目前對患者而言較為麻煩的事情。

21「胸悶」的刮痧手法

步驟

1. 除了例行的頸肩按摩外，重點是要針對兩邊的「膏肓」部位進行按摩，如果發現患者的肌肉過於僵硬緊繃，施術者指力無法深及時，亦可以「肘部」代替壓之。
2. 完成總手法後，依然是對於「膏肓」一帶，也就是「肩胛骨內緣」做重點式的刮痧。
3. 於背後的「胸椎」一帶，也就是兩個「膏肓」的中線，進行重點刮痧。
4. 待「背後」完成刮痧後，令患者平躺，換在「前胸」的部位刮痧，首先於正中央的「胸骨」緩緩刮之，使之出痧，接著再於胸骨兩側的「胸大肌」上刮之（大約在兩乳之上的面積）。若患者為男性，刮痧的長度可以超過兩乳，直連至兩腋，若是女性，則止於有「海綿體組織」處即可。
5. 可以擦拭酒精以加速胸腔的散

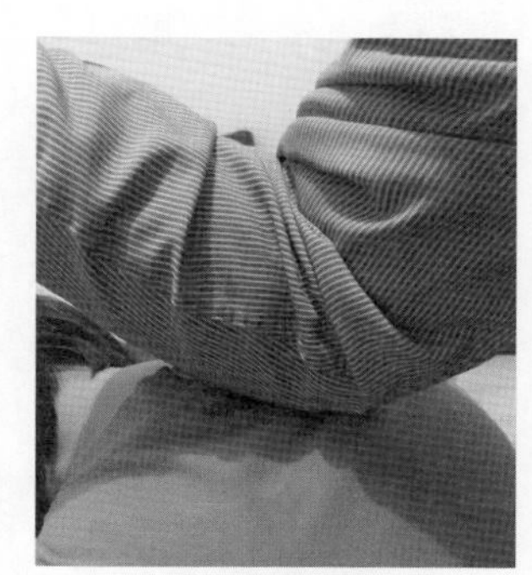

以肘部按摩放鬆

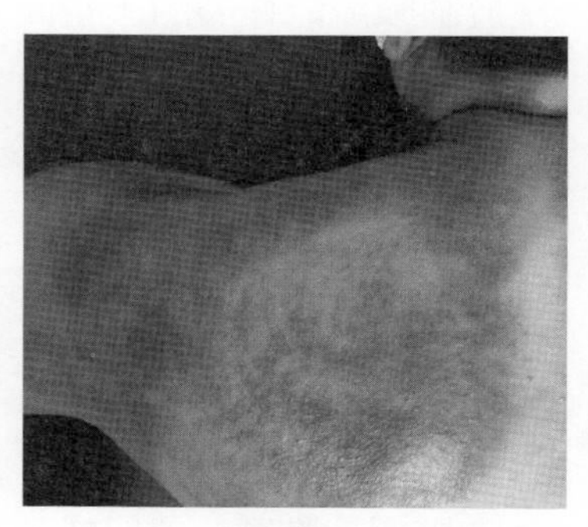

胸椎痧疹

熱，待「熱退」而「呼吸順暢」後，則可令其起身、飲水。

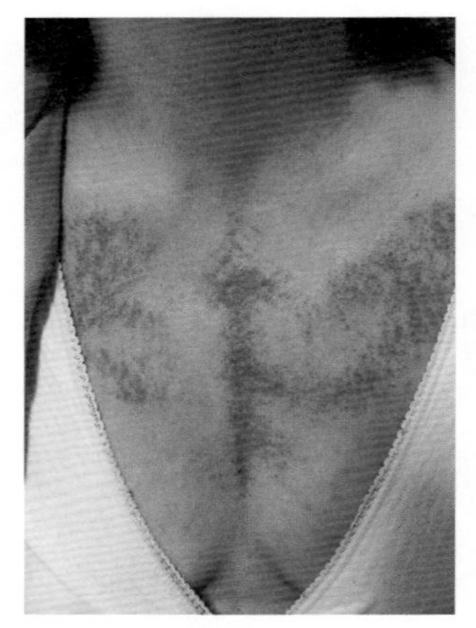
前胸痧疹

原理

熱氣壓迫空腔

在中暑的症狀中，「胸悶」的症狀是很常見的。之前有說過，當密閉的空腔內含有熱氣時，「空腔」就會被這股熱氣所產生的壓力逼迫，此時對患者而言，就會形成一種令人「胸悶」的感覺。當這股「熱氣壓力」脹在胸腔時，「肺部」就無法輕鬆自然地完成呼吸動作，所以也會造成「呼吸困難」，故「呼吸困難」的現象是胸腔有「暑熱」的人必定會有的現象之一。

肺部伸展空間不夠

「肺臟」是否能夠完成良好的「呼吸動作」，最主要是取決於肺臟所能伸展的「空間」有多大。對內在空間而言，肺臟的內部已經被暑熱的「熱壓」充斥，故肺臟的伸展已經出現了不順的情況，再加上在肺臟的外部結構，也就是胸腔壁，因為受到了「膨脹緊繃」的肌肉群束縛和阻礙，故嚴重影響到肺臟所能自由擴展的空間！

胸廓組成

整個「胸廓」的組成，由前胸環繞至後背，最主要的肌肉群分別是前胸兩大片、橫向生長的「胸大肌」，其連接於前胸正中央「縱向」的胸骨上；以及後背「胸椎」兩側、往外延伸的大、小菱形肌和斜方肌，這兩種肌肉群則分別連接生長於兩個肩胛骨內緣。

同時舒筋散熱

要如何才能有效解決「暑熱」在胸腔引起的「胸悶」之症？是否有辦法同時應付「暑熱」在胸腔內部的結聚，和「暑熱」在外部「胸廓肌肉群」所造成的緊繃狀態？

有的，刮痧的效果就恰巧同時具備了「舒筋」與「散熱」的功效，所以只要能以「單一種」的刮痧療法來加強對外部「胸廓肌肉群」的處理，就能同時舒鬆外部的「胸廓肌肉群」和散逸「胸腔內部」的鬱熱了！

確實肅清胸廓

背後的「膏肓」一帶，就是指大、小菱形肌和斜方肌，所以先在此區塊以刮痧手法由上往下，沿著肩胛骨內緣刮之，使之出痧即可。當然還有正中央的胸椎，也是刮痧的重點。如果要能確實肅清整個胸廓，就不能只刮一半，更要於前胸的胸大肌與胸骨上來進行刮痧的動作。不過須要注意的是，女性的胸部有海綿體組織，而此組織所具有的微動脈不多，所以刮之無益且難以出痧，故女性的前胸請刮至有海綿組織處即可停止。

使膏肓伸展

在對「膏肓」部位進行刮痧時，請事先讓患者的手臂往前擺放，如此一來，膏肓一帶的肌肉較能處於伸展狀態，這樣刮起來會比較平順而不痛。但若是遇上某些特別怕痛的患者，在刮痧時會不由自主地把兩胛內縮以閃避，可以令其以「趴臥的姿態」刮痧，或者是給予一個「抱枕」之類的東西抱於前胸，如此不但可以在心理上給予安全感，又可以讓膏肓處的肌肉有效伸展開來，以利於刮痧。

附帶症狀：口渴不止

胸腔中有暑熱的人一般都會有「口渴不止」的現象，患者就算喝上好幾大杯的水，也依然不會有止渴的感覺，又或患者沒事就會有一種想吃「冰品」來解渴的慾望，不過往往這只會更增加血管的「內縮」現象罷了，並不會對解除暑熱有任何幫助。在中醫的稱謂裡，這種現象就叫做「消渴症」，而且是屬於「上消」的症狀，意思就是指，水雖喝入肚，但水卻好像消失般的一種「口渴症」。

其實只要「暑氣」一直都還在，身體就會一直有想要補充「冷卻液」的自然傾向，只不過這些水分並無法有效發揮功能罷了……。如果一直硬灌冷水，亦將轉變為另一種「溼熱」為病之症。所以只要能準確利用刮痧療法把「暑熱」給直接散走，就能夠立即解渴，頂多再補充一些含「電解質」的飲料即可。

22「心臟諸症」的刮痧手法

步驟

與「胸悶的刮法」大致相同，只是較強調於「左半邊」的胸廓進行刮痧療法，尤其是在「左膏肓」處。

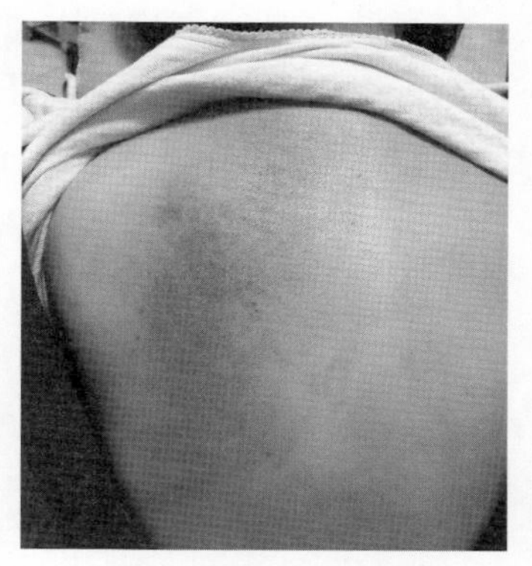

左膏肓處出痧疹

原理

這一段敘述十分地重要，因為「暑氣迫心」和現代文明病中的「心臟病」有很類似的症狀表現，這是一種極容易會讓人誤解的症狀，若是有人問道：「那就算誤解又有什麼後果呢？」

我只能說，若是搞錯了，用「徒手刮痧」就能夠解決的症狀很可能就變成要動手術裝支架，和吃一輩子的「抗凝血劑」，要不就是換上人工瓣膜，然後再吃上一輩子的「抗凝血劑」……。

一般的「心血管疾病」，比如說「心肌梗塞」、「冠狀動脈硬化」、「心率不整」、「心瓣膜閉鎖不全」等，都會造成胸前區有「憋悶感」、「左心痛」、「臉色青綠」的缺氧狀態，以及呼吸不順、易累、易喘等症狀，但巧的是，這些症狀，「胸腔中暑」的人也全部都有。

當然，人類能夠進步到發明抗凝血劑、裝心血管支架、心臟節率器，或是更換人工金屬瓣膜，這些都實在是令人讚嘆的醫學科技。但令人頭痛的是，也有很多人是在「誤以為是」的狀態下，去執行了這些動作，做了各種的心臟手術。請不要說不可能，現在「器官移植」就能夠誇張到以「愛滋患者」的內臟來進行移植，還有什麼是不可能的？

在上一法中有提到，當「暑熱」造成的氣壓，占據了胸腔中的空間後，不只是肺臟的伸展受到了限制和壓迫，其實就連心臟的跳動也會受到侷限，進而形成了類似「狹心症」的症狀。

人在中暑缺氧的狀態下，本來就容易有臉色發青的現象，這和真正的心臟幫浦異常，無法輸送氧氣至全身各處所形成的缺氧，結果其實是差不多的，所以兩者的表現都會有臉色發青的外在徵兆。

又中暑的患者，其體內的溫度偏高，故心臟為了要加速散熱會自動「加快跳動」，以運送熱量至體表做交換以散熱。另外，在缺氧的狀況下，體內「二氧化碳」的濃度會上升，而「二氧化碳」在血液中會解離成「碳酸根離子」，使血液形成「酸性」，而這些酸性血液流經「心臟的節率點」時，將會刺激心臟，使其跳動改變，這樣就會形成「心率不整」的表現。而且不少現代人有愛喝咖啡、濃茶，愛吃麻辣等刺激物的習慣，這就更造成了血液中刺激物過多的情形，所以它的綜合表現和「心率不整」、「心瓣膜閉鎖不全」有很類似的症狀。

處理方法其實很簡單，就是利用刮痧療法特有的「舒鬆肌肉」與「散熱」功能，來替心臟回復其應有的跳動空間，以及幫助體內過度熱量的散失，如此心臟就能回復正常的跳動和節率了。刮痧的手法除了總手法外，就是要針對左半邊的胸廓來進行刮痧，尤其是在「左邊膏肓」一帶的肌肉群，一定要令其舒鬆散熱才行。在我遇過的患者當中，大多有這種症狀的人其左肩胛一帶的肌肉總是特別的硬、厚、腫大，不易處理，為了要有效刮痧，最好的方法就是令其左手臂稍扶於右肩上，使左膏肓處能筋鬆肉順，才較易出痧散熱。

所幸通常在刮痧之後，「暑熱入心」的患者都能夠馬上感覺到心胸舒暢、心跳回復正常等立即性的反應。

話說回來，能夠關心和探查自身的健康狀況，是一件很正面的事，所以若心臟一帶感覺有異狀的人，能馬上去做檢查絕對是正確的，畢竟現代人的飲食和生活習慣，會造成真正的心臟出問題也不是什麼新聞了，只是建議若能在對心臟做任何的「手術措施」之前，事先能以較「無傷大雅」又「簡易快速」的刮痧療法，來對心臟區塊做一個確認和治療，往往就能避開「誤診」的情形，但若經過「刮痧療法」之後的情況依然沒有好轉，這就「可能」代表著「心臟本身」真的出了毛病，如此便可以較安心地採取下一步治療手段。

23「暑熱引起情緒高漲」的刮痧手法

步驟

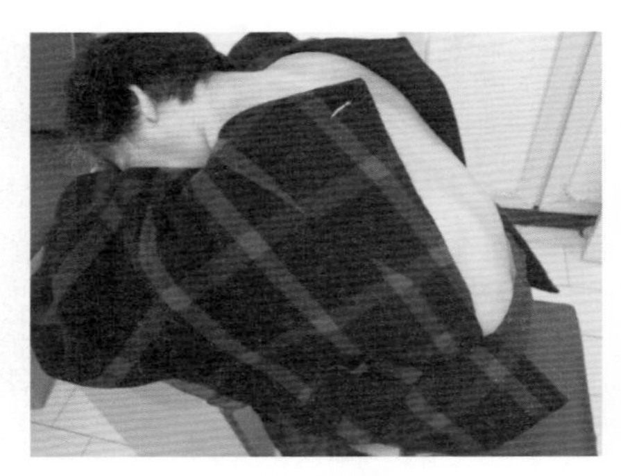
坐姿趴臥

1. 完成按摩與總手法後，於「椎脊」與「膏肓」處重點刮之。
2. 可以令患者「趴臥」，在出痧處予以「酒精」塗抹幫助散熱，若是覺得酒精蒸發過快，可以直接利用「溼毛巾」覆蓋於背部來散熱，待毛巾變溫時再以冷水沖之更換，直至背部以手觸碰不再覺得熱氣蒸騰為止，因為「靜置散熱」的過程需要一些時間，所以利用「趴臥」的姿勢是必需的。若遇到有的患者無法趴臥時，也可以利用坐姿散熱，但前方最好放置一個桌子供以「坐姿趴臥」所用。

原理

常聽快要抓狂的人說：「我的胸口好像有一把火似的」，或是「覺得胸口快要炸開似的」，這就是代表著他快要抓狂的意思，而不管是以覺得心頭「有火」或是快要「爆炸」來形容，都代表著這是一股「熱量」！

「更年期」的女性，由於她們的內分泌分泌不足（中醫謂之陰虛），造成體內熱量的蓄積過量，所以常會有情緒不穩定的情況發生。或是有一些沒有睡好、熬夜有火氣的人也比較容易暴怒和情緒失控。這都是由於有一股「鬱熱」悶在胸中，使人距離「發怒失控」的臨界點更加接近，所以任何一種平常不覺得什麼的刺激，此時就會變得容易令人暴怒或是不耐，而這一股「胸中的壓力」會給人一種感覺，就是俗語所說的「讓人嚥不下這口氣」。

我曾經遇過一個女性患者，她由於長期失眠和熬夜，造成暑熱鬱於心胸的症狀，但是她一直在西醫體系就診。根據她的症狀表現，醫生判定她是精神官能方面有問題，所以就長期開一些抗憂鬱藥物給她服用，而在一次偶然的機會中，她陪她媽媽來看診，又因為剛好有空檔，她媽媽就要她「順便」一起處理，在仔細診療之下，我發現到她的胸腔鬱熱相當嚴重，刮出的痧疹不但黑紫又帶有瘀點，而且皮膚乾燥起屑，是屬於長時間中暑的患者。由於她長期失眠，易怒、精神恍惚，所以被判為「精神」方面的問題，連她自己也這麼認為。不過，經過一次的刮痧之後，她第二次回診時竟表示她的「精神狀態」有了變化，不但失眠的情況有好轉，情緒也同時穩定多了，現在家裡的抗憂鬱藥物也愈來愈少吃了。

現代人的精神壓力確實不小，患有精神疾病的人也不在少數，而生理和心理其實是一體的，精神壓力會造成內在代謝的不正常並造成鬱熱，即中醫所謂的「氣鬱化火」，反之，身體內部的鬱熱也會強化精神方面的焦躁和不耐，以致於互為影響，終成惡性循環。若想要打破這個循環，就一定要先攻出一個缺口，情況才能夠改變，像那位女性患者，剛開始或許真的是「精神壓力」所引起的內分泌不正常和失眠，但接踵而來的代謝熱累積卻強化了她精神狀態的不穩定程度。若能事先以外力介入，處理這股身體方面的不適感，那麼之後患者就較有能力去重新處理她的壓力問題，如此才終有解套的機會。

24「中暑腹脹、食慾不振」的刮痧手法

步驟

1. 在按摩和總手法後，請特別於「腰椎」至「薦椎」兩側的溝槽，以拇指事先予以按摩刺激，之後再以小角度的刮板，於此兩溝的溝槽處輕刮之，以出痧為度。
2. 完成背後的刮痧療程後，再令患者正躺，面朝上，露出腹部。
3. 利用具有揮發性的藥膏、藥水（萬金油、綠油精、薄荷膏、小兒脹氣藥膏）塗抹於肚臍的周圍，再以手指的指腹，於肚臍的四周做順時針方向的按摩約一、二分鐘。
4. 以刮板從上腹輕刮至下腹，以微紅為度，不必強制出痧。

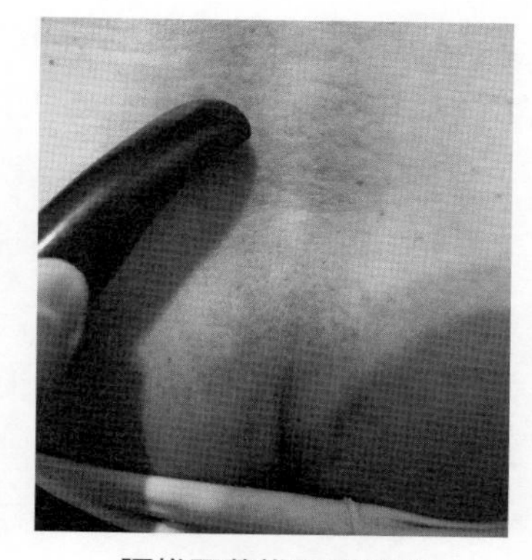
腰椎至薦椎兩側溝糟

原理

熱入腹腔

有不少暑熱入腹腔的患者，都會有食慾減退的問題，有的甚至

一整天都不會覺得餓，只是感覺到手腳比較沒力而已。據經驗，大部分的患者在刮痧療法進行到一半的時候，就已經開始會有餓的感覺了，但若是遇到患者的症狀較頑固時，我們可以先在腰椎的兩側溝槽，以拇指按摩刺激。因為由這一帶脊椎所分出的神經束，大多是與「腸胃蠕動」有關的神經徑路，所以在「總手法」後，身體正出痧散熱的同時，再予以這些「腸胃神經」刺激，便可以提前讓腸胃運動甦醒過來。之後可再利用「刮板」來做更進一步的刺激蠕動。

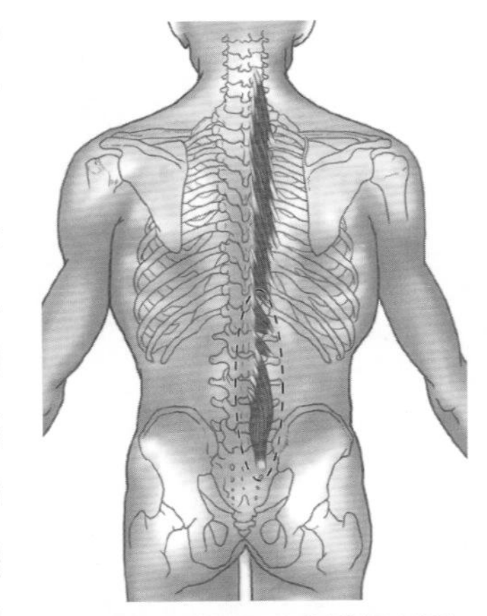
腰椎至薦推兩側溝槽解剖圖

腸胃脹氣

一般因中暑導致食慾減退的患者，幾乎都有胃脹氣的問題，當腸胃道產生的空氣無法順著腸胃蠕動波而排出時，「胃脹氣」的情形是順理成章的。在前面的治暑措施都已完成後，我們可以再利用具有揮發性的外用藥水或藥膏，塗抹於腹部，利用揮發油的特性，來消散水氣及加強腸胃蠕動，如此就能解除「脹氣」的問題，如果與塗抹的同時，能順著胃腸道的走向來予以按摩刺激，那就更加完善了。有不少患者都表示，在進行到這個步驟時，他們都會有打嗝或是排氣的現象，之後就會開始有餓的感覺，所以患者若有這種反應時，就代表治療已經奏效了。

增進刺激

如果效力還覺得不足，尚可用刮板在腹部表皮給予刺激，以增進腸胃的反射蠕動。

25「有嘔吐前兆」的刮痧手法

步驟

1. 在按摩時若探知患者有食慾不振、欲嘔的傾向，且覺得患者的皮膚摸起來特別緊繃膨脹，甚至連患者的背部都感覺得出來其皮膚的僵硬不軟，那麼患者「很可能」是屬於「實症」，也就是腹中有「實質」的未消化食物存在，不像上一例只是純粹「脹氣」而已。
2. 探知有此情形，最好預先告知患者「可能」在刮痧療法進行至一半時，會有「嘔吐」的情形發生，好讓患者有所心理準備。且可預備桶子或袋子在身邊以備不時之需。
3. 如往例進行「總手法」刮痧，若患者半途有嘔吐的情形發生，要先停止刮痧，靜待其吐光「未消化物」，並予以休息，以讓其回復體力。
4. 之後患者若表示情況良好，才可再進行未完的刮痧療法。若患者吐完後有虛弱感，可先停止刮痧，令患者飲用含電解質的飲品，如「運動飲料」加溫開水稀釋，或是淡鹽水亦可，待體力恢復後，才能再次給予刮痧治療。

原理

宿食囤積

人體腹腔就像是一個袋子，當這個袋子灌入「空氣」時，它的體積就會膨脹，但以手壓之尚會覺得有些彈性，不過要是灌入的是「實體」的話，袋子由內往外撐的力量就會使「袋子外皮」變得十分緊繃，最後從外部摸之，會感覺到一種「毫不妥協」的緊繃感。而「中焦暑症」最有可能在胃袋中存在的實體就是「宿食」，也就是指未消化的食物。

暴飲暴食加重暑氣

通常引發這種毛病的人，大多是在農曆七月最常見，但是這和「好兄弟」絕對沒有任何關係。一般在農曆七月時分，天氣本來就酷熱異常，所以中暑的機率本來就很高，再加上七月時的「中元普渡」節慶，有不少人都會參加「普渡辦桌」的應酬活動，所以吃的東西不但又油又多，又兼難以消化。

以一個身上有暑氣的人來說，消化功能本就減弱了，再加上大吃大喝，腸胃蠕動往往無法消化這些食物，所以腸胃就因而停滯罷工。還有的人會再加上飲酒，而酒氣使得身體的內部發熱更甚，往往就會造成這種具有「嘔吐條件」的中焦暑症了。

嘔吐反應

在刮痧療法進行到一半時，「持續散熱」的情況會使得神經元缺氧的情形好轉，神經也開始恢復敏感度。之前腸胃功能是處在無力處理這些未消化食物的狀態，但神經漸漸回復了知覺後，人體就可以靠著反射神經途徑，來刺激中樞神經的「嘔吐中樞」，以進行「反芻」，也就是嘔吐的動作。所以胃中有宿食的患者，常常是進行到一半時就有嘔吐的症狀出現，只是這種狀況若能事先告知患者最好，給他一個心理準備，否則有些人會誤以為這種「激烈」的生理反應是一種不良作用，而心生恐懼。

中焦暑症實例

之前在農曆七月時，我們的社區正在開社區大會，我一進會場就看到臺上的社區主委臉色發青，一副「欲言又止」、「吞吞吐吐」的情形，如果換成旁邊不了解的人觀之，會以為他是在年度會議中，因為虧空公款被抓包，交代不出來，所以嚇得臉色發青，一副吞吞吐吐的樣子。

其實他是之前去別的地方跑攤，剛結束一頓酒足飯飽的普渡宴席後，就趕回來主持社區會議。而他就是犯了以上的「中焦暑熱實症」，所以開始中暑缺氧，臉色發青，加上很想嘔吐，才會一直有「吞吞吐吐」的傾向。在會議中場時，我告知他的症狀，邀請他來做治療，但是他很盡責，堅持要結束接下來大家最期待的年度抽獎活動，才可以進行治療。好不容易待到會議結束，開始幫他處理這個症狀，果然，又是刮到了一半，他就跑到我家的廁所馬桶，吐了個「金玉滿堂」。幸好在吐了二次之後，他的臉色逐漸回復正常，人也覺得舒服多了。

還有一次就沒那麼幸運了，有一個阿嬤，也是同樣的症狀。當她刮痧刮到了一半，也說她想要嘔吐，只是可能她之前有硬撐忍住，所以等到真的「不行了」的時候，就有點來不及了，她人還沒到馬桶就在廁所的地上吐了個滿地瘡痍！我望眼一看，嘔吐物全部都是還沒有消化的泡麵……。原來是阿嬤節省，早上看孫子吃不完的泡麵丟掉浪費，所以就把它給吃掉了。可能這個阿嬤連續帶孫子累了幾天，胃功能下降，再加上現在泡麵的保存技術是用油炸來取代防腐劑的使用，所以就變得更不好消化。聽這個阿嬤表示，她在早上吃了這碗泡麵之後，就完全沒有胃口了，一直到傍晚來治療時都還沒有任何進食，原來是被這些東西給塞住了。

補充電解質

不論是大汗、大吐或是嚴重腹瀉後，人體的電解質都會流失，所以在大吐後，要補充一些電解質飲品來平衡一下，否則可能會有抽筋等變症的發生。

進階討論

若我們將一般在腹中有所「脹氣」的情形定為「一級腹壓」的話，那麼以上所提及的「宿食」症狀，就可視為「二級腹壓」了。在中醫所謂的「陽明胃家實症」，壓力不是發生在胃部，而是發生在「大腸」，也就是在腸道中充滿了乾燥的糞便，造成了阻塞，由於「燥糞」的硬度又比宿食更加地高，所以如果發生了這種情況，往往症狀表現出的激烈程度，會更甚於有「宿食」的程度，我們可以視為第三級的腹壓。

在中醫的記載中，還有人是除了大腸充滿了糞便之外，胃部中也同時有宿食！中醫裡面稱此為「陽明結胸症」，也就是壓力滿到了胸口的意思！我不知道為什麼有人可以把自己搞成這樣，不過的確是有這種例子存在，而這種情形大多已經嚴重到影響神智方面，比如有神昏和胡言亂語的情形發生。

至於治療方法就一定要用到「瀉法」了，像西醫會用氧化鎂（MgO）來軟便，而中醫會用「芒硝」來軟便，兩者其實都是差不多的，也就是利用離子的親水性，使之在腸道中聚集水分，讓糞便變得較溼軟後利於排便。或是再加上可以讓腸道蠕動速度增快的「動力」，像西醫就會用「甘油」直接浣腸來激發腸蠕動的速度，中醫則會用「大黃」來刺激蠕動。當排便的「動力」增加而「糞便變軟」時，瀉法便完成了。只不過「瀉法」不能常用或是習慣性使用，要有「燥屎」使之便祕的情形下，才可以此種方法來通便，否則一旦腸子被瀉藥弄得鬆弛後，真的以後都要靠瀉藥才有辦法上大號。

26「腹脹型頭痛」的刮痧手法

步驟

1. 在按摩時，若發現患者的肩頸肌肉有氣腫的情形，再加上完成「總手法」和「肩頸」的重點刮痧後，「頭痛」的症狀依然持續不減者，此時請轉換成「中暑腹脹型」的治療步驟。
2. 在完成手法或是腹部按摩後，通常頭痛的症狀即可立即減緩，但若是病情較頑固，依然腹脹如鼓，很可能是胃腸功能虛弱，或是有胃潰瘍、胃破皮發炎等症狀，而引起脹氣，可建議轉為中醫的補脾療法或是看西醫的腸胃科治療潰瘍。若一時無法就醫，可先予以「健胃整腸」的家庭常備藥來消些脹氣，或是酵素與酵母菌類藥品亦可應急，因為這主要都是先以「消脹氣」為優先目的。
3. 避免食用刺激性食物和難以消化的食物，像酒類、咖啡、濃茶、油炸品、生冷食物及飲料，還有重口味的餅乾、醃漬物都須儘量避免，以及容易脹氣的奶、蛋、豆類，也應暫時先不要攝取。

原理

之前有提過，不少患者的頭痛，是由腹腔所引起，這是一種

「密閉系統」所特有的「壓力傳導」現象。而人體的內腔，正是一種密閉系統，所以也能夠出現這種現象。由於腹腔的氣壓無法順利排除，導致往上傳導，之後再透胸腔，直達頭顱內腔，而造成「壓力型」的頭痛。

這一類型的頭痛雖「不難治」，但卻「難以發現」，因為若是遇上頭痛醫頭、腳痛醫腳的醫生，那就很容易開錯方讓人吃錯藥。患者可能吃了老半天的感冒藥或是止痛消炎藥，頭痛的病情不但不見好轉，反而變得愈來愈嚴重！（因為止痛消炎藥容易傷胃）

所以，若是能知道這種「腹脹型頭痛」的原理，用個比較粗俗的話來說：「只要吃點胃散，放個屁就會好了……。」

由於腸胃功能，不管是消化或是蠕動功能低下，在中醫的眼中都是屬於「脾虛之症」，像這種症狀須要調理也不是一天兩天的事情，而胃潰瘍或是慢性胃發炎，以西醫的療法而言，一樣不是短期間就能治癒的事情，所以常常會有間歇性「腹脹型頭痛」的人，是有必要轉到內科去做較長時間的診治的。

以上提及的一些食物很容易加速腸胃道氣體的生成，所以在「脹氣」為患的期間，請先不要觸及這類食品，以免繼續脹氣，造成頭痛。

27 「中暑腹瀉與抽筋」的刮痧手法

步驟

1. 對於中暑腹瀉型的患者，在進行按摩階段時，要仔細觀察患者的皮膚是否有「敏感怕痛」的問題，還有探詢患者最近是否有抽筋的現象。如果發現有任何一項徵兆，或是雖無徵兆但腹瀉已持續兩天以上者，要注意他的電解質缺乏問題。
2. 此型患者要先給予幾分鐘的按摩刺激，以期在進行第二步驟的「刮痧療法」時，可以減輕患者對疼痛的敏感度，然後才能循序漸進地完成「總手法」。
3. 若患者的痛覺較敏感，可採取「臥姿」刮痧，使其在放鬆狀態下完成刮痧療法。
4. 一般體液缺乏者，他的皮膚狀況會呈現較乾燥的情形，所以在進行刮痧時，可以在他的皮膚上多塗一些潤滑油，讓皮膚先行吸收部分的油脂，才不會在刮痧時覺得乾澀而難以進行。
5. 結束後務必要請患者補充電解質，可至西藥房購買「電解水」來飲用，或到便利商店買「運動飲料」加溫開水稀釋後飲用，或者在自家的開水中加入些許鹽巴，亦可充當電解質液。

原理

缺少電解質

之前有提過，缺乏電解質的人，神經系統會變得較不穩定，他的神經衝動也會變得較為頻繁和敏感，所以痛覺就會比以往更加明顯。故在刮痧之前，最好能事先以較溫和的按摩手法，來予以刺激，如此在第二輪的刮痧步驟時，就會比較不覺得疼痛。

採取臥姿

由於「臥姿」可以讓人不須使用到「肌肉張力」來維持「人體姿態」的平衡，可以令人覺得較「放鬆」。在沒有肌肉張力的抵抗下，刮痧的痛感是可以變得更少、更不明顯的。所以特別怕痛和敏感的人，可以請他以臥姿的方式進行刮痧療法。

解身體的渴！

記得有某一品牌的運動飲料，其廣告說了一個和「電解質」有關的重要關鍵詞，就是：「解身體的渴！」

當我們的「水分」保持在「循環系統」中，也就是體循環的血管內，水就會變成「可流動的水」，它可以有效發揮「冷卻作用」，但若是這些水分因為某個因素而「留不住」，無法保存在循環系統內，那麼這些水只會造成水腫而滯留在組織裡，這些水從此就變成了無用之水。

如何才能夠讓「水分」保存在循環系統中呢？關鍵就是一種叫做「滲透壓」的自然物理現象。

撇開較複雜的理論不講，簡言之，「溶質」愈多的地方，其滲透壓就會愈高，也就是「吸水力」會愈好。而「電解質」就是溶質的一種，當身體流失的電解質過多，則「循環系統」對於新喝入的水就會失去「吸引利用」的優勢，所以就無法補充可用的水分進入循環中，來「解身體的渴！」因此在失去電解質平衡之後，如何重新回復循環系統中的電解質濃度是很重要的。「電解質」除了可以用來穩定神經、解除抽筋現象外，還可以增加「循環液」的容量，來對身體進行冷卻散熱的功用，所以每當有人熱中暑或是發燒時，醫院的處理方式，都會先施打「點滴」，直接對患者輸入含電解質或是有滲透壓優勢的液體進入循環系統中，來幫助「散熱退燒」。

所以，若有患者在經過了「汗、吐、下」等現象之後，光喝水是沒用的，一定要適時補充電解質，讓循環系統中的滲透壓重新建立起來才行！

28「熱感冒」的刮痧手法

在「中暑」的患者中，有兩種類型特別容易被誤認為是「感冒」的症狀，一種是具有頭痛和惡寒（火極似水）症狀的中暑類型，另一種是發生在冬天的暑症，也就是前述的「冬溫」類型。此兩者，一是其「症狀特徵」很像感冒，另一個是在感冒的好發季節「冬天」所發生的暑症（缺氧症），所以也較容易被誤認。

既然這兩種類型都很容易被誤為是「感冒」，所以患者就很有機會吃下一堆不對症的「感冒藥」，使得症狀變得時好時壞、拖拖拉拉的。其實這種類型的症狀並不難治，難的是如何辨認出它到底是感冒還是中暑，有時候遇到症狀難以靠「認知」辨別的時候，只要拿起刮板來「刮看看」，若是能夠藉由「出痧散熱」使病情好轉的，就確定是「中暑」症，倘若不能，就是屬於「感冒」的症狀了。

步驟

以「總手法」刮痧即可。

29 「感冒日久不癒」的刮痧手法

步驟

1. 施行按摩與總手法。
2. 勿強求出痧，有刮動及刺激的功效即可。
3. 令患者側身，於耳下及腋下兩脇一帶刮痧，以微出痧或皮膚微紅即可，但若能輕易出痧也請以痧盡為度。
4. 換邊重復刮之，結束後令其喝水、休息。

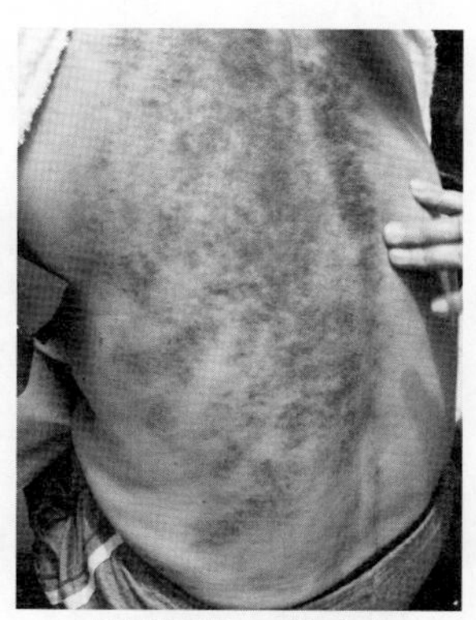

腋下兩脇一帶痧疹

原理

抵抗力低弱

有不少患者是真的得到了感冒，而因為工作勞累或是與他人交叉感染的緣故，使感冒一直沒有好得很完全，雖然醫生開的「感冒藥」一直都有在吃，但總是覺得難以痊癒、拖拖拉拉的。這是因為人的機體受到了疾病長時間的糾纏，已經使體力和身體的抵抗力都變得虛弱，身體的自然免疫力已經無法接續藥力之後與疾病作戰，故總覺得病情老是反反覆覆，似有一種「難竟全功」的感覺。

不必強制出痧

由於感冒的病人未必會有痧疹，所以不用強行令其出痧，除非此人在感冒期間曾有過發燒發熱，留有熱氣未散，或是因為機體的耗弱而使得循環變慢，無法排出代謝熱，才會有明顯的出痧現象。所以患者若刮之無痧或少量時，不必強求，但刮之有痧時就照一般的手法刮之即可。

重要的淋巴系統

我們人體最重要的免疫淋巴系統，有很多都是分布在人體的「側身」，所以由耳下至腋下兩脇的部分，是感冒日久不癒的重點刮痧處。在中醫著名的《傷寒論》中有提到，傷風感寒的初期是由「足太陽膀胱經」所受，其經絡的循行大多是由頭頸至背，由於此經在表，故其病理表現多以表症為多，如頭痛、惡寒等。第二期的感冒路徑是由「足陽明胃經」受之，此時人體的抵抗能力最是激烈，代謝熱的產值也最多，所以感冒至此的表現大多以熱象為主要。

但是如果病情在陽明經沒有得到痊癒，那麼感冒將進入第三期的「足少陽膽經」，而這個區塊的循行，正是上述的「人體側身淋巴」系統。在中醫的理論中，此處為人體的半表半裡，也就是說，若病情再往內演進，那麼接下來將會病及內臟，而不只是病在體表而已。

不過，若病情已由「足太陽」至「足陽明」，而後到了「足少陽」，歷經的時日已久，人體的免疫系統已經開始欲振乏力，故病情綿延，表現也已是半表半裡的症狀。所以中醫對於病及「足少陽膽經」所開出的「小柴胡湯」，之中含有一些補藥和一味風藥「柴胡」。補藥是重新強化人體的機能及體力所用，而「柴胡」乃是一種揮發性的風藥，其藥效是專走人體的「側面淋巴」系統，以重新疏通淋巴循環，發揮人體原有的免疫功能！

所以若遇到病人有感冒日久不癒的情況，再強以感冒藥硬攻是很不智的，重啟「免疫系統」是治療此症的第一要務！所以刮痧療法在經過「總手法」後，得針對「足少陽」，也就是人體側面的淋巴系統來進行重點式刮痧，即耳下至腋下兩脇的部分，使得免疫功能可以重新回復抗菌的任務。

我有遇過不少患者，吃感冒藥吃到已經沒信心了，我都會跟他說，當我們刮完痧之後，你再把沒吃完的藥繼續吃個一、二包，病情即可痊癒，果不其然，患者回去吃同樣的藥包，感冒竟然就好了，明明已經吃了二週至一個月的時間都沒效，在刮痧後只吃了一、二包也就ok了。

30「肢體脹氣」的刮痧手法

步驟

對於患者有肩背、肢體脹氣的症狀時，首先在按摩時特別重要。先在患者的肩背一帶按壓揉捏，之後若患者有出現打嗝、脹氣稍退的情形，再進行刮痧療法，若患者脹氣情況依舊者，要先對腹部進行「塗藥按摩」和「輕刮刺激」，待脹氣情形好轉後，再繼續完成總手法。

原理

之前有提過，若患者的肌肉彈性不足，肌肉虛軟，又適逢中暑引起腸胃消化功能出現障礙而「脹氣」時，這些氣體將很容易入到肌肉縫隙，使得四肢甚至全身「氣腫」。而這種現象會對「刮痧療法」的進行出現兩種阻礙，一個是增加刮痧時的疼痛程度，因為當皮膚被內部的壓力往外撐開時，皮膚是呈現繃緊的狀態，所以感覺也會變得特別敏銳，因此刮痧的動作會引起較明顯的痛覺。

第二個就是會使得「出痧困難」，當皮層和微動脈之間隔了一面「氣牆」時，不管是要讓刮板刺激到血管，或是血管要能順利外浮都會有所阻礙。面臨到這種情形時，如何「消脹氣」就成了首要的步驟之一。

當我們對患者的肌肉組織進行壓捏，給予一定的壓力，這些壓力便會把空氣推擠出肌肉的縫隙中。有很多這類型的患者，每當我一對他們進行按摩加壓時，患者就會開始有「打嗝」的現象，由於這些肩頸的氣體離食道出口最近，所以患者多半有打嗝反應，直到患者的廢氣排得差不多時，再摸其皮膚肌肉，我們將會發現，患者的肌肉變得柔軟不少。當這一面「肌肉氣牆」消失或變薄時，再來開始刮痧，正是最理想的時候了。

若是遇到脹氣嚴重者，可能還要令患者仰臥，對其腹部做按摩施壓的動作，由於這一帶距離腸道比較近，所以患者很可能會由「肛門」來排氣，而後待其氣牆變薄，再繼續予以刮痧療法。

記得有一個女性患者，我私下稱她為「高爾夫貴婦」。有一天她剛和先生從泰國的清邁打完高爾夫球回來，隔天就馬上跑來找我診治。她說她打完球的第三天就覺得整個人很不舒服了，所以當天晚上就跑去找「泰式按摩」指壓放鬆一下，但是她一直覺得幫她按摩的那位泰國師傅在「摸魚」，不知道為什麼都一直在偷懶不出力，後來她就叫地陪換了一個按摩師傅給她，但依舊還是覺得抓起來沒什麼力道和感覺。

我一看她的背部就發現，天啊！她整個身體不但又繃又硬，且在其皮層下似乎有一層厚厚的氣牆，讓人想捏都捏不下去。後來我跟她解釋可能不是泰國的按摩師在偷懶，而是她整個身體四肢，幾乎已經腫到快變成氣墊鞋的鞋底了，所以一般的「指壓」是壓不下去的，因為壓下去的力道會立刻被這層氣墊給吸收掉，所以總會有一種隔靴搔癢的感覺。直到我花了一些功夫幫她處理完脹氣後，她才開始對指壓有正常明顯的感覺。

還有一個賣鞋子的小姐也有類似的症狀，她說最近她的小腹和大腿一直脹痛到不行，幾乎快要不能走了，而她也去看了骨科和婦科，但情況依然沒有好轉。我看她的肌肉呈現緊繃而膨脹的狀態，小腹一帶觸之有一「條狀」的氣塊，我覺得這很像是「腸子脹氣」所引起的壓迫症狀，我好奇地問：「妳最近有吃到什麼較不好消化的東西呢？」她說：「有可能是吃油飯吧！」因為她們上班很忙，都沒什麼時間吃，直到下班才會去買她最愛的油飯回家享用。我說：「這很明顯是腸脹氣的現象，油飯本來就不易消化，再加上離睡覺時間太近，根本就沒時間消化完全就去睡了，這樣很容易會消化不良。」另一方面我很懷疑地問她：「難道別科的醫生都沒有先問診的嗎？」她回說：「真的沒有，只是聽完我說哪裡痛就直接開藥了。」可見現代確實有小部分的醫生完全不重視，甚至不知道這些「診斷基本功」的重要性。

附帶討論

我曾經看過報導，說「刮痧」能夠減肥，或是說拔罐能夠減肥。但是依據我的經驗，我只能確定刮痧、拔罐能夠「消氣腫」，原理如同上面所說的一樣。其實有不少人的身體有脹氣的問題，當我們用某種方法把這些氣體給散出去時，你就會馬上發現，褲子突然變得寬鬆了，原本褲子的邊緣與腰圍貼得很近很緊，緊到連一隻手指都塞不下去，但是在釋放出熱量和空氣後，馬上就可以輕鬆塞入兩根手指頭！不過事實上，這個人的體重和體脂肪一點都沒有減少，所以說刮痧可以「消腫」，我是可以作證的，但是說能減輕體重和去掉體脂肪，我還沒有察覺到有此跡象，不然至少我自己就會先變瘦吧！

不久前才有一個在國中教英文的主任來找我看診，斷斷續續來了好幾回（他不是看中暑，是看其他症狀），有一天他突然秀出他i-phone裡的自拍照給我看，我原本覺得一樣身為男性同胞，幹嘛給我看他的自拍照？我的興趣其實不大……，但我還是禮貌性地看了一下，才驚覺說：「照片中的這個人和眼前的這個人雖是同一個人，但卻明顯腫了很多，光看臉型就不一樣！」他說他回去上班時，同事都覺得他是不是有刻意減肥，他說：「沒有哇！」後來他才開始用手機來記錄他的改變，而那張照片是兩個月前的自己。我雖然知道刮痧可以消脹，但不知竟然可以差那麼多！

31「中暑日久」的刮痧手法

步驟

1. 按摩前，先在患者的背部多加些潤滑劑，使患者的皮膚滋潤，然後再開始按摩。在進行總手法時，刮板下壓的深度可以再稍微加強。
2. 有些人可以順利出痧，且色澤暗紫暈黑，外加有顆粒般的小瘀點分布於痧疹之上，但是亦有人不易刮出痧，以手觸之，依然會感覺到熱氣蒸騰而出。
3. 可以利用溼毛巾覆蓋於痧疹上，幫助其散熱的速度，且濕毛巾應隨時冷卻更替，直至皮膚溫度回復正常為止。
4. 交代患者回去後要補充電解質水並且仔細感覺，若尚有未痊者，就須進行第二次的刮痧療法。

原理

皮膚乾燥

一般有長期中暑的人，最後都會演變成一種「悶暑」或是「鬱痧」症狀。因為一個人中暑的情形若歷時太久，身體內部就會逐漸產生「外寒內熱」的不對稱熱量分布，此時由於體外層有一種「外寒」的錯覺，故血管就會反射性地開始以「內縮」來節省熱量的流失，但這樣反而會加深體內「鬱熱」的情形。所以一般「久病於暑」的人，他的血管都會變得很沉，不易被刮法刺激外浮。另外由於分布於體表的血管內縮和減少，使得水分難以藉著「血管」運送以滋養體表皮膚，加上長時間體內的烘熱影響，最終造成體表的皮膚漸漸乾燥、微皺而帶有些皮屑的現象。

故我們為了要使刮痧順暢，最好先在患者的體表皮膚塗上一些潤滑劑來滋潤，待皮膚吸收一些油脂之後，再來進行刮痧的動作。

加速散熱

由於長期中暑的患者，其血管較深沉，所以很多時候在第一次的刮痧療法中，患者是不容易出痧的！不過，儘管如此，我們還是可以發現，在刮板刮過的患部，依然會冒出陣陣的高熱，此時我們可以捨棄散熱較慢的「空氣對流」法，改以溼毛巾來冷敷患部，利用較快速的「接觸傳導」法，也就是運用比空氣更快吸熱的介質——水，來吸收患者源源不絕的體熱。我們可待溼毛巾吸熱，由冷變溫時再重新換之，直到患者的皮膚不再烘熱為止。

自行觀察

待患者回去補充電解質水後，狀況好的人可自行冒汗以退餘熱，若覺得依然沒有痊癒者，就要再次進行刮痧療法來診治，不過通常第二次的回診者，大多都能順利地出痧散熱了。

32「男女老幼」的刮痧手法

「猛男」的刮痧法

我曾經遇過一個拖車司機來找我處理中暑的問題，由於他的身體長得結實厚硬，膚色呈暗褐色，加上每次從門口走進來不到一半，就開始脫掉上衣，然後在他身上比劃說他哪裡覺得不舒服……，所以我私下都稱他為「拖車猛男」客人。這個猛男曾讓我傷透腦筋，因為我之前很少遇過這種「粗獷體型」的患者，不但皮粗肉厚，簡直活像隻犀牛似的！

可能是因為他們要常常開很遠的路程去運貨，經常南北跑，另外還得時常待命，如果半夜有船來時，也要馬上出動載貨，就算是休假日也得去支援，所以睡眠時常不足。如此長時間下來，猛男也是會缺氧中暑的。

既然是缺氧症，我當然要幫他刮痧處理，只是前一、二次我總覺得刮不出什麼痧來，但明明他的表徵是缺氧症無疑！雖然在刮痧之後他有覺得比較舒服，但總是沒有好得很完全。後來我猜測可能是他的皮肉過於粗厚，我根本刮不到「皮下」的組織，而且每當我以刮板刮在他的韌背時，他只要隨著刮板的力道，稍稍往前傾，刮板的力道就立刻被化解掉，所以根本就刮不進去。

後來我突然想到，以前有一次我老婆要我幫她剁一隻土雞，

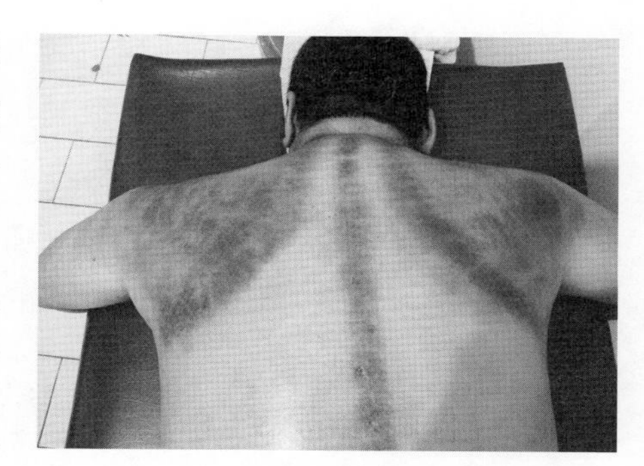
趴臥刮痧

但是我當時沒進過廚房，滿以為用左手騰空扶著那隻雞，右手拿著刀，這樣就可以像切蓮霧般把雞給剖開，結果我拿菜刀砍雞砍了半天，連雞皮都砍不進去，因為土雞的皮很厚、很韌，只要我左手稍微一沉，右手菜刀的力度就被化解了，所以怎麼砍都沒用。後來我終於想到利用「砧板」（早該想到了）來固定那隻雞，或許這樣會比較好切。果然！當我把雞擺在砧板上面，真的就順利地剖開了那隻雞，讓牠連躲都沒地方躲⋯⋯。想到了這裡，我就叫那個猛男趴在診療床上，把床當成砧板，而他就是那隻雞，果然，靠著床板的反托之力，加上趴臥的姿勢會令人的肌肉放鬆，我這一刮果然在他後背刮出了暗紅色的大片痧疹，經過了那次診療後，他的缺氧症就完全好了。

所以之後不只是虛弱、怕痛或可能會「暈刮」的患者會給他以「趴臥」來進行刮痧，現在連皮厚肉硬的患者也是如此辦理。其實這段經歷說來好笑，但是有時候醫術有沒有效，就只是差在這個「眉角」而已，有時換個姿勢，有時夾個抱枕，就能產生決定性的變化了！

「孕婦」的刮痧法

因為懷孕的婦女時常會有較高的基礎體溫，再加上懷孕期間長輩難免會去燉煮一些較補、較營養的食物給孕婦吃，所以孕婦有過多的代謝熱生成，這是很常見的，但這些過度代謝熱會令孕婦有悶熱、頭暈、呼吸不順等症狀出現。一般這些症狀對懷孕的婦女而言，因為不敢隨便服藥，所以也只能默默忍受這種不舒服的感覺，但是如果體內的溫度真的過高，對胎兒也是會有影響的，你會發現體溫太高的孕婦，其「胎動現象」比較頻繁且不穩定，所以在中醫的婦科中，才會有用「黃芩」這味苦寒藥來安胎的例子。

但是我們可以用一個更簡單安全的方法來替孕婦降溫，不過方法當然不能使用「刮痧手法」，因為太劇烈的刺激恐怕也會對孕婦的子宮造成過度的收縮活動，這樣或許對孕婦有不可預知的危險。我們只要利用溫度適中的毛巾，在孕婦的背部輕輕來回擦拭，利用毛巾布料原有的輕微摩擦力，來代替「刮板」對人體的刺激，再加上「水」較能快速吸收體溫，所以利用此法就可以幫助孕婦散去過高的體熱，以儘量解除不適感。

「幼兒」的刮痧法

以中醫的理論而言，小孩子本為純陽之體，所以體溫心跳本來就會高於成人，再加上小孩子容易有成長熱、長牙發燒、貪吃油炸品和高熱量甜食，所以引發體內生成過多代謝熱的情形也是很常見的！但是如果發現小孩子突然變得比平常更燥動、易怒、暴燥、講不聽，或是注意力不集中、容易作惡夢、時時有不安感，這都是體內產生熱象的一種表徵，這時大人不必跟著小孩暴燥、講不聽……，只要仔細觀察，就可以分辨出這是小孩子開始產生不舒服的情形。

還有，在小孩子的穿著方面，我看過許多父母實在是護子心切，有時候真的把小孩包覆得太過火了，常常我一看到帶來我這邊的小孩，我就不禁一愣，心想：「哇！聖誕節到了嗎？要我拆禮物嗎？穿這麼厚，應該連子彈都打不穿吧！」有時候小孩已經悶到眼眶泛黑，嘴唇深紅發紫，我看到就冒汗了，更不要說小孩了！其實講一點題外話，我發現只要父母是心裡愈恐懼、愈不安心的類型，小孩子就會被包得愈厚愈腫，這絕不是愛小孩，而是一種為了減低自己內心的恐懼而發洩在小孩身上的自私行為。

過度的包覆對體熱的散逸平衡是有害的，人類是恆溫動物，不是加溫食物，所以記得穿衣服也要恰如其分。

由於一般小孩子的心理依賴度較高，所以在進行散熱刮痧時，最好胸前有個抱枕可以依靠，或是直接採取趴臥姿勢，若是年紀更小的幼兒，可以先讓媽媽坐著抱住小孩，讓小孩的背部向著施術者，然後再撩起衣服進行刮痧，這樣不但可以時時控制，安撫小孩的恐懼、不安和反抗，而且小孩的心裡也較有個安全感。

小學以上的兒童，其實是可以正式刮痧的，只是手法、力道可以稍微減輕一些，但若對象是學齡前兒童的話，可以使用溫水的「溼毛巾擦拭法」，來幫幼兒進行散熱的動作。在古中醫裡也有一種「吮痧法」，就是父母親用嘴對幼兒的背部進行吸吮的動作，這種感覺就很像是一種「拔罐取痧」的意思，而小孩子也會以為是父母親和他玩樂，所以也不以為意。故我覺得這真的是古人發明的一招「寓醫於樂」的高超技術。

「老人」的刮痧法

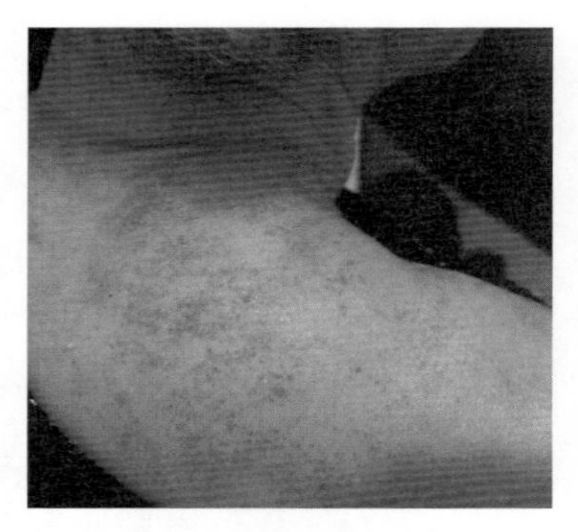

皮層內水氣較重的老年人

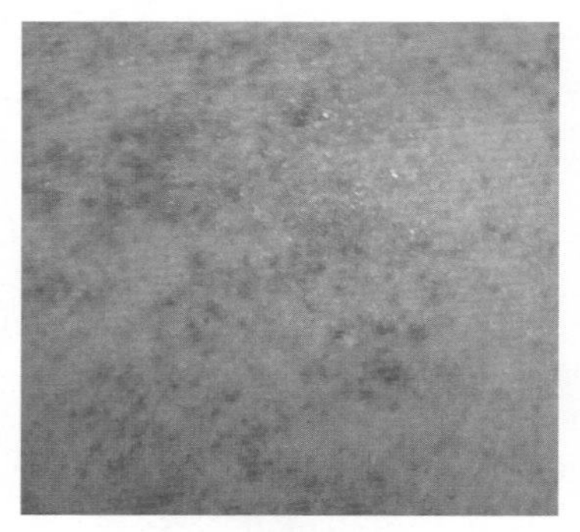

水氣較重的皮膚

一般對於老人，刮痧之前的診察工作要多一點，因為老人的皮膚變化情形較大，有的是屬於「乾癟型」的，像有些老人的肌肉幾乎快要消退不見了，只剩下皮膚貼著骨頭，如果遇到這種狀況的話，刮痧時刮板下壓的深度和力道就不須要下得太多，以免造成過度的疼痛。

另外一種就是皮膚含水量較高的老人，比如長期服用固醇類用藥的老人，或是心臟、腎臟排水功能不佳的老人，都須要特別留意一下，可以在按摩的階段，以手掌稍作按壓，以去掉一些皮層內的水氣後再予以輕刮，否則遇上一些少數較嚴重、皮膚已有些溼爛的老人，會易出現破皮的情形，不過這種例子是很少見的，若周遭的人沒把握處理，還是要交由專業人士來診治為佳。

後記

隨著人類文明的不斷發展，二氧化碳的排放量已經造成了嚴重的地球暖化現象，南北極地的冰層已逐年地融化減少，據世界各地的天氣報告數據指出，現在每年的冬季天數已經逐漸減少變短，相對地，夏季也將逐年增加變長，環境的溫度也正在持續上升中。人類想要靠著進化，長出厚厚的鱗片以抵抗陽光，或是乾脆長出魚鰓，以躲進水裡面避暑都已經來不及了，所以學習如何有效的幫自己散熱，將是未來的顯學之一。而「刮痧療法」絕對是目前最簡單快速的散熱良方，不但不必靠任何藥物，且不必受到場地和儀器的限制，隨時隨地均能輕鬆上手，易學而無副作用，是現代人不能不學的簡易法門喔！

國家圖書館出版品預行編目(CIP)資料

中暑,讓你小病變大病 / 許詠昌著.
-- 初版. -- 臺北市 : 書泉,
2012.08　　面 ;　　公分
ISBN 978-986-121-758-1(平裝)

1.中暑　415.13252　　101008032

作　者—許詠昌
插　圖—鄧欣玫
發 行 人—楊榮川
總 編 輯—王翠華
主編—王俐文
責任編輯—劉好殊
內頁設計—林皓偉
封面設計—IN THE BOOM
出 版 者—書泉出版社
地　址：106臺北市和平東路二段339號4樓
電　話：(02)2705-5066　傳　真：(02)2706-6100
網　址：http://www.wunan.com.tw
電子郵件：shuchuan@shuchuan.com.tw
劃撥帳號：01303853
戶　名：書泉出版社

總經銷：
JAU RYH CULTURE
朝日閱讀・快樂滿足
朝日文化
進退貨地址：新北市中和區橋安街15巷1號7F
TEL：(02)2249-7714　FAX：(02)2249-8715
戶名：朝日文化事業有限公司 帳號：19088440